## Farmacologia para Graduação em Odontologia

Série Farmacologia

# BIBLIOTECA BIOMÉDICA

*"Uma nova maneira de estudar as ciências básicas, na qual prestigia-se o autor brasileiro e coloca-se nossa Universidade em primeiro lugar"*

### ANATOMIA HUMANA
Dangelo e Fattini – Anatomia Básica dos Sistemas Orgânicos, 2ª ed.
Dangelo e Fattini – Anatomia Humana Básica, 2ª ed.
Dangelo e Fattini – Anatomia Humana Sistêmica e Segmentar, 3ª ed.
Erhart – Elementos de Anatomia Humana, 10ª ed.

### BIOFÍSICA
Ibrahim – Biofísica Básica, 2ª ed.

### BIOLOGIA
Sayago – Manual de Citologia e Histologia para o Estudante da Área da Saúde
Stearns e Hoekstra – Evolução uma Introdução

### BIOQUÍMICA
Cisternas, Monte e Montor - Fundamentos Teóricos e Práticas em Bioquímica
Laguna – Bioquímica, 6ª ed.
Mastroeni - Bioquímica - Práticas Adaptadas

### BOTÂNICA E FARMACOBOTÂNICA
Oliveira e Akisue – Farmacognosia
Oliveira e Akisue – Fundamentos de Farmacobotânica
Oliveira e Akisue – Práticas de Morfologia Vegetal

### ECOLOGIA
Kormondy e Brown – Ecologia Humana
Krebs e Daves – Introdução a Ecologia Comportamental

### EMBRIOLOGIA
Doyle Maia – Embriologia Humana
Stearns e Hoekstra – Evolução – Uma Introdução

### ENTOMOLOGIA MÉDICA E VETERINÁRIA
Marcondes – Entomologia Médica e Veterinária, 2ª ed

### FARMACOLOGIA E TOXICOLOGIA
Oga – Fundamentos de Toxicologia – 4ª ed.

### FISIOLOGIA • PSICOFISIOLOGIA
Glenan – Fisiologia Dinâmica
Lira Brandão – As Bases Psicofisiológicas do Comportamento, 3ª ed.

### HISTOLOGIA HUMANA
Glerean – Manual de Histologia – Texto e Atlas

### MICROBIOLOGIA
Ramos e Torres – Microbiologia Básica
Ribeiro e Stelato – Microbiologia Prática: Aplicações de Aprendizagem de Microbiologia Básica: Bactérias, Fungos e Vírus – 2ª ed.
Soares e Ribeiro – Microbiologia Prática: Roteiro e Manual – Bactérias e Fungos
Trabulsi – Microbiologia, 5ª ed.

### MICROBIOLOGIA DOS ALIMENTOS
Gombossy e Landgraf – Microbiologia dos Alimentos

### MICROBIOLOGIA ODONTOLÓGICA
De Lorenzo – Microbiologia para o Estudante de Odontologia

### NEUROANATOMIA
Machado – Neuroanatomia Funcional, 3ª ed.

### NEUROCIÊNCIA
Lent – Cem Bilhões de Neurônios – Conceitos Fundamentais de Neurociência, 2ª ed.

### PARASITOLOGIA
Barsantes – Parasitologia Veterinária
Cimerman – Atlas de Parasitologia Humana - 2ª ed
Cimerman – Parasitologia Humana e Seus Fundamentos Gerais
Neves – Atlas Didático de Parasitologia, 2ª ed
Neves – Parasitologia Básica, 3ª ed.
Neves – Parasitologia Dinâmica, 3ª ed.
Neves – Parasitologia Humana, 12ª ed.

### PATOLOGIA
Franco – Patologia – Processos Gerais, 5ª ed.
Gresham – Atlas de Patologia em Cores – a Lesão, a Célula e os Tecidos Normais, Dano Celular: Tipos, Causas, Resposta-Padrão de Doença

### ZOOLOGIA
Barnes – Os Invertebrados – Uma Síntese
Benton – Paleontologia dos Vertebrados
Hildebrand e Goslowan – Análise da Estrutura dos Vertebrados, 2ª ed.
Pough – A Vida dos Vertebrados, 4ª ed.
Villela e Perini – Glossário de Zoologia

---

**SENHOR PROFESSOR, PEÇA O SEU EXEMPLAR GRATUITAMENTE PARA FINS DE ADOÇÃO.
LIGAÇÃO GRÁTIS - TEL.: 08000-267753**

Facebook.com/editoraatheneu  Twitter.com/editoraatheneu  Youtube.com/atheneueditora

# Farmacologia para Graduação em Odontologia

### Autores

#### Wiliam Alves do Prado

Professor Titular de Farmacologia pela USP
Professor Sênior do Departamento de Farmacologia
da Faculdade de Medicina de Ribeirão Preto da USP
Graduado em Ciências Biológicas, Modalidade Médica, e em Medicina
pela Faculdade de Medicina de Ribeirão Preto da USP

#### Adalberto Luiz Rosa

Professor Titular do Departamento de Cirurgia, TBMF e
Periodontia da Faculdade de Odontologia de Ribeirão Preto da USP
Graduado em Odontologia pela Faculdade de Odontologia
de Ribeirão Preto da USP

*EDITORA ATHENEU*

| | |
|---|---|
| *São Paulo —* | *Rua Jesuíno Pascoal, 30*<br>*Tel.: (11) 2858-8750*<br>*Fax: (11) 2858-8766*<br>*E-mail: atheneu@atheneu.com.br* |
| *Rio de Janeiro —* | *Rua Bambina, 74*<br>*Tel.: (21)3094-1295*<br>*Fax: (21)3094-1284*<br>*E-mail: atheneu@atheneu.com.br* |
| *Belo Horizonte —* | *Rua Domingos Vieira, 319 — conj. 1.104* |

*CAPA: Paulo Verardo*

*PRODUÇÃO EDITORIAL: Rosane Guedes*

**Dados Internacionais de Catalogação na Publicação (CIP)**
**(Câmara Brasileira do Livro, SP, Brasil)**

Prado, William Alves do
    Farmacologia para graduação em odontologia / William Alves do Prado,
Adalberto Luiz Rosa. -- São Paulo : Editora Atheneu, 2014. --
(Série farmacologia)

    Bibliografia.
    ISBN 978-85-388-0647-9

    1. Farmacologia 2. Odontologia I. Moraes, Leonardo Resstel Barbosa.
II. Título. III. Série.

|  | CDD-617.6 |
|---|---|
| 14-07561 | NLM-WU-140 |

**Índices para catálogo sistemático:**

1. Farmacologia : Odontologia : Ciências médicas   617.6

*PRADO, W. A.; ROSA, A. L.*

*Farmacologia para Graduação em Odontologia – Série Farmacologia*

© *EDITORA ATHENEU*

*São Paulo, Rio de Janeiro, Belo Horizonte, 2015*

# Prefácio da Série

Cursos formais de Farmacologia são necessários para a maioria dos cidadãos, cada vez mais colocados frente a agentes químicos cujo uso pode ser de valia para a correção de doenças, mas que não são isentos de efeitos indesejáveis. Em outras palavras, a educação em Farmacologia, e também em Toxicologia, seria mais um caso de Saúde Pública. A disciplina de Farmacologia, no entanto, é restrita a cursos de graduação em Medicina, Farmácia, Odontologia, Enfermagem e Medicina Veterinária e em alguns cursos de graduação em Fisioterapia. Mesmo nesses cursos, a carga horária disponível é quase sempre inferior ao tempo necessário para que o estudante leia com atenção excelentes livros de Farmacologia, porém de conteúdo bastante extenso, como são os casos do Goodman & Gilman ou do Rang & Dale. Por essa razão, a presente série de Farmacologia procura adequar ao tempo disponível nos diferentes cursos de graduação o conteúdo de Farmacologia que consideramos importantes para cada curso. É claro que o vocabulário básico de Farmacologia é o mesmo qualquer que seja o curso de graduação. Por esse motivo, diversos capítulos dos diferentes livros da série têm conteúdos idênticos ou bastante semelhantes. Nessa tarefa, enfatizamos que a Farmacologia é uma disciplina de integração de importantes conceitos de fisiologia e bioquímica celular para a compreensão de como as drogas funcionam.

*Prof. Dr. Wiliam Alves do Prado*

# Prefácio

A Farmacologia faz parte do cotidiano da maioria das pessoas que, por motivos variados, utilizam medicamentos para controle de sintoma ou doença. A prescrição de diversos medicamentos é permitida aos cirurgiões-dentistas e, além disso, esses profissionais atendem pessoas que eventualmente utilizam medicamentos prescritos por outros profissionais e que podem interferir no tratamento odontológico. Desse modo, acreditamos ser importante que o cirurgião-dentista conheça os princípios da Farmacologia para melhor compreender como agem os medicamentos. O melhor momento para apresentar tais conhecimentos é o período de graduação, mas a grade curricular dos cursos de graduação em Odontologia tem carga horária bastante limitada para o ensino de Farmacologia. Por outro lado, a maioria dos livros de Farmacologia disponíveis são extensos e dedicados à graduação em Farmácia ou Medicina, cursos em que a carga horária dedicada à Farmacologia é significativamente maior. Por esses motivos, o presente livro procura adequar o conteúdo de Farmacologia que consideramos importante para o cirurgião-dentista ao tempo disponível no curso de graduação. Nessa tarefa, não deixamos de enfatizar que a Farmacologia é uma disciplina de integração de importantes conceitos de fisiologia e bioquímica celular para a compreensão de como as drogas funcionam.

*Prof. Dr. Wiliam Alves do Prado*

# Sumário

**1.** Princípios Gerais da Ação de Drogas, *1*

**2.** Noções Básicas de Farmacocinética, *9*

**3.** Farmacodinâmica, *21*

**4.** Sinalização Celular, *29*

**5.** Anestésicos Locais, *37*

**6.** Farmacologia da Transmissão Colinérgica, *43*

**7.** Farmacologia da Transmissão Adrenérgica, *71*

**8.** Neurotransmissão no Sistema Nervoso Central, *85*

**9.** Anestésicos Gerais, *93*

**10.** Sedativo-hipnóticos e Ansiolíticos, *97*

**11.** Farmacologia dos Anti-inflamatórios, *103*

**12.** Farmacologia da Dor, *113*

**13.** Farmacologia dos Antimicrobianos, *123*

# 1 Princípios Gerais da Ação de Drogas

## CONCEITOS GERAIS

Drogas são agentes químicos capazes de promover alterações somáticas ou funcionais em organismos vivos. São consideradas fármacos ou medicamentos quando estão na forma farmacêutica (cápsula, comprimido, xarope etc.) e produzem efeitos benéficos de interesse terapêutico. São consideradas como tóxicos quando produzem efeitos nocivos. A aplicação terapêutica de um medicamento depende da dose necessária para a produção do efeito benéfico, da via de administração a ser utilizada e da susceptibilidade do paciente à droga. Drogas podem ser obtidas de fontes naturais (minerais, vegetais ou animais) ou podem ser sintéticas (obtidas a partir da síntese química de compostos orgânicos). Para a maioria das drogas, no entanto, existirá dose capaz de produzir efeitos nocivos. A diferença entre a dose que promove efeito benéfico e a que promove efeito nocivo define a *margem de segurança* da droga. Quanto maior essa diferença, mais segura será a droga quando utilizada como medicamento.

A maioria das drogas produz efeitos em decorrência da interação com receptores farmacológicos. Os receptores farmacológicos são representados principalmente por sítios específicos de macromoléculas proteicas complexas ou por estruturas localizadas em células. Receptores farmacológicos existem no organismo para que neles se liguem sinalizadores endógenos, tais como neurotransmissores e hormônios.

A noção de receptor farmacológico foi inicialmente desenvolvida por John Langley no período de 1901 a 1905. Segundo Langley, receptor seria o componente da célula com o qual drogas interagiriam quimicamente. Ideia semelhante fora anteriormente aventada por Paul Erlich (1885) para explicar efeitos de toxinas. Para Erlich, entretanto, drogas não utilizariam tal mecanismo para exercer seus efeitos farmacológicos.

O receptor farmacológico exerce funções de *ligação* com o sinalizador endógeno e de propagação de mensagem (*função efetora*). A ação dos receptores pode ser exercida diretamente em seus alvos celulares ou indiretamente, por modificação de moléculas sinalizadoras (*transdutores*). O receptor inicia o processo de *transdução* (passagem da mensagem química para a célula efetora a que está associado) após ligação com seu sinalizador ou droga de conformação química adequada (*interação*). Drogas capazes de se ligar a receptores de modo a produzir efeito semelhante ao do sinalizador endógeno são denominadas agonistas. Drogas que apenas impedem que o sinalizador endógeno se ligue a receptores são denominadas antagonistas. É possível, ainda, que drogas produzam efeito sem necessariamente interagir com receptores (p. ex., redução da acidez gástrica pelo uso de antiácidos).

A interação da droga com o receptor, assim como a interação do sinalizador endógeno com seu receptor, envolve vários tipos de forças, tais como *ligação iônica, ligação hidrofóbica, pontes de hidrogênio* e *forças de Van der Walls*, mais fracas e reversíveis, e ligações covalentes, mais estáveis e duradouras. A propriedade química que a droga tem de se ligar a um receptor é denominada afinidade. A droga terá eficácia quando sua conformação química for capaz de promover alterações funcionais do receptor ao qual se ligou resultando em efeito farmacológico. Dessa maneira, apenas agonistas apresentam eficácia, uma vez que a droga está diretamente associada ao efeito do ligante ao receptor farmacológico.

O efeito de um agonista depende da efetividade com que a ativação dos receptores desencadeia os fenômenos celulares associados à transdução do sinal. O efeito máximo de um agonista (agonista A) pode ocorrer com apenas uma parte de receptores ocupados. Já outro agonista (agonista B), que tem pelo mesmo receptor a mesma afinidade que o agonista A, pode produzir efeito máximo menor, porque esse agonista tem menor capacidade de ativação dos receptores (menor atividade intrínseca) e, consequentemente, transdução reduzida de sinal. Assim, mesmo que o agonista B ocupe todos os receptores, seu efeito máximo ainda será menor do que o produzido pelo agonista A. Nesse contexto, B é considerado agonista parcial e A é considerado agonista pleno.

Receptores existiriam pelo menos nos estados conformacionais ativo e inativo. Tal modelo foi inicialmente proposto para explicar efeitos resultantes de alterações da conformação dos receptores mesmo na ausência de um agonista. Drogas que se ligam a um receptor e o mantêm essencialmente na conformação ativa são agonistas plenos. Drogas com afinidade pelas conformações ativa e inativa de um receptor, porém com predomínio da conformação ativa, são agonistas parciais. Drogas com afinidade seletiva pela conformação inativa do receptor são agonistas inversos.

Drogas sintéticas diferentes, porém com características estruturais semelhantes, são em geral providas das mesmas propriedades farmacológicas. Essa constatação experimental tornou possível a realização de diversos estudos de relação estrutura-atividade que serviram para desenvolver modelos para a síntese de novas drogas. Somados aos estudos da relação entre dose e efeito em ensaios biológicos adequados, na ausência e presença de antagonistas, estudos de relação estrutura-atividade permitiram a criação de modelos matemáticos que, de modo indireto, representaram alternativas para que farmacologistas desenvolvessem o conceito de receptores farmacológicos, o que favoreceu a melhor organização dos conhecimentos de Farmacologia até o início dos anos 1970. Desde então, métodos modernos de marcação viabilizaram não só a identificação de receptores farmacológicos, como até permitiram visualizar alguns deles. O uso de agonista e/ou antagonista contendo átomo radioativo em sua molécula permite identificar o

Capítulo 1 • *Princípios Gerais da Ação de Drogas*

sítio em que ocorre a ligação da droga com o receptor (técnica de *binding*). Mais recentemente, técnicas de marcação gênica permitem, também, determinar a existência de receptores em uma estrutura biológica.

Além de receptores, os canais iônicos, enzimas e moléculas transportadoras são também reconhecidos como alvos de ação de drogas.

## CLASSIFICAÇÃO DE RECEPTORES

Receptores farmacológicos são classificados de diversas formas. A classificação mais comum nomeia os receptores com base no neurotransmissor ao qual responde (p. ex., receptores adrenérgicos e colinérgicos). Nesta forma de classificação, o receptor cujo neurotransmissor não é conhecido é nomeado pelo agente exógeno ao qual responde de modo seletivo (p. ex., receptores dos tipos muscarínico e nicotínico são baseados nos efeitos dos alcaloides muscarina e nicotina, respectivamente). O receptor para o qual não existe ligante seletivo é denominado *isoforma*. Outras classificações se baseiam em critérios bioquímicos ou biofísicos, características moleculares ou estruturais do receptor ou, ainda, na localização anatômica dos receptores. Reconhece-se, também, a classificação dos receptores em extracelulares e intracelulares, reservada para receptores localizados na membrana celular ou no meio intracelular, respectivamente. Moléculas que não atravessam ou atravessam muito pouco a membrana celular se ligam a receptores extracelulares. Já as moléculas capazes de atravessar a membrana celular com facilidade ou que são produzidas dentro da célula podem se ligar a receptores intracelulares.

Estudos de biologia molecular tornaram possível classificar os receptores em quatro famílias, três delas de receptores extracelulares (acoplados a canais iônicos, à proteína G ou à tirosinaquinase) e uma de receptores intracelulares.

### Receptores acoplados a canais iônicos

Esta família, também denominada *receptores ionotrópicos*, é representada por receptores colinérgicos do tipo nicotínico, serotoninérgicos do subtipo 5-HT$_3$, gabaérgicos do tipo GABA$_A$ e glutamatérgicos dos tipos NMDA, AMPA e kainato. Esses receptores são proteínas que contêm quatro ou cinco subunidades transmembrânicas organizadas de modo a formar um poro central que permite a passagem seletiva de íons através da membrana celular, alterando a sua polaridade.

### Receptores acoplados à proteína G

Receptores acoplados à proteína G constituem a maior e mais diversa família das até agora descritas. A função primária desses receptores é transformar estímulos extracelulares em sinais intracelulares, mecanismo denominado transdução de sinais. São representados por receptores colinérgicos do tipo muscarínico, e receptores adrenérgicos, gabaérgicos do tipo GABA$_B$, histaminérgicos, dopaminérgicos, glutamatérgicos metabotrópicos e serotoninérgicos de todos os tipos e subtipos, exceto o subtipo 5-HT$_3$.

Desde a descoberta da participação do nucleotídeo adenosina 3',5'-monofosfato cíclico (AMP cíclico ou *AMPc*) como mensageiro intracelular dos efeitos de alguns neurotransmissores e certos hormônios, diversos estudos desvendaram o mecanismo envolvido na sua regulação. Três achados contribuíram nesse sentido: (1) a participação do nucleotídeo guanosina trifosfato (*GTP*) no processo; (2) a demonstração de que agonistas que regulam a atividade da adenilatociclase (enzima que participa da síntese do AMPc) são capazes de promover hidrólise de GTP via GTPase; (3) a demonstração de que a ligação de agonistas que regulam a atividade da adenilatociclase é controlada por nucleotídeos da guanina. Desses estudos, concluiu-se que proteínas ligadas a nucleotídeos da guanina (denominadas *proteínas G*) seriam responsáveis pelo acoplamento de receptores ou pela transdução de sinais capazes de alterar a atividade da adenilatociclase.

As classes de proteínas G mais conhecidas estimulam ($G_s$) ou inibem ($G_i$) a adenilatociclase. Outras proteínas G, conhecidas como $G_o$, $G_{11}$ e Gq, estimulam a fosfolipase C. Há também as proteínas $G_p$ e $G_z$, que têm papéis fisiológicos ainda controvertidos. Estruturalmente, as proteínas G apresentam três subunidades ($\alpha$, $\beta$ e $\gamma$) que, no estado inativo, formam uma estrutura heterotrímera. A subunidade $\alpha$ contém os domínios para a ligação e hidrólise do GTP; já a subunidade $\beta$ está fortemente ligada à subunidade $\gamma$, que seria a responsável pela ancoragem da proteína à superfície citoplasmática da membrana celular.

Receptores ligados à proteína G parecem ter estrutura similar à do receptor adrenérgico tipo $\beta$, o primeiro a ter sua estrutura determinada (Fig. 1.1). Esses receptores são representados por uma cadeia de aminoácidos que mantém o resíduo amina terminal no meio extracelular e o resíduo carboxílico terminal no meio intracelular. A cadeia de aminoácidos entra e sai através da membrana celular, formando três alças extracelulares e três alças intracelulares. O sítio de glicosilação é encontrado no terminal extracelular, enquanto sítios de acoplamento com a proteína G (sítios de fosforilação) são encontrados entre o terminal carboxílico e a terceira alça intracelular (Fig. 1.1).

O modelo de *ativação da adenilatociclase* ora aceito (Fig. 1.2) considera a existência de molécula de guanosina difosfato (GDP) ligada à subunidade $\alpha_s$ da proteína $G_s$ ($\alpha_{GDP}$). A ligação de agonista com o receptor altera a conformação do complexo, o que promove a troca de GDP por GTP, reação que ocorre em presença de íons magnésio. O complexo $\alpha_{GTP}$ formado é, então, separado do complexo $\beta\gamma$, podendo se deslocar em direção ao efetor e iniciar o processo catalítico. A atividade GTPase intrínseca da subunidade $\alpha$ hidrolisa o GTP a GDP, liberando fosfato inorgânico e permitindo que a subunidade volte a se associar com as demais subunidades e, assim, terminando o ciclo. O modelo de inativação da adenilatociclase considera a possibilidade de dissociação de um heterotrímero $\alpha_i\beta\gamma$ de uma proteína $G_i$ que também envolveria a formação de complexo $\alpha_{iGTP}$, cuja hidrólise encerraria o ciclo de inativação da enzima.

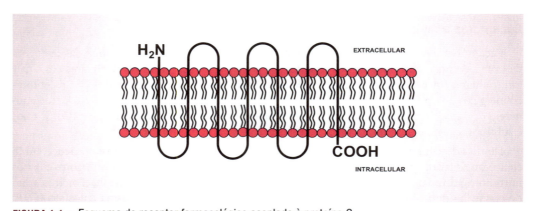

**FIGURA 1.1** • Esquema de receptor farmacológico acoplado à proteína G.

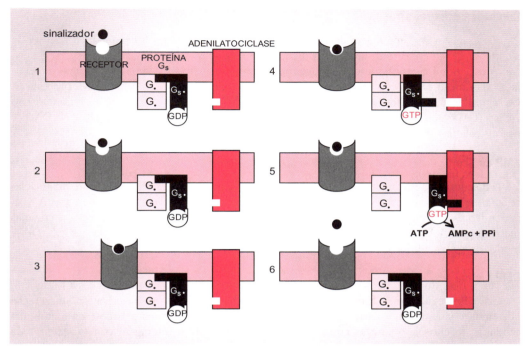

**FIGURA 1.2** • Modelo de ativação da adenilatociclase. Quando o sinalizador ou agonista se associa ao receptor, a proteína G (até então na forma de trímero γβα) se acopla ao receptor, o que permite a troca de GDP (até então ligado à subunidade α) por GTP, liberando as subunidades γβ e $α_{GTP}$. No exemplo, a subunidade $α_{GTP}$ acopla-se à adenilatociclase para iniciar o processo de ativação.

## Receptores acoplados a proteinaquinase

Esta família é representada por uma cadeia de aminoácidos que atravessam a membrana celular uma única vez. Quando ativados, sofrem fosforilação de resíduos de aminoácidos da porção intracelular da molécula, aumentando ou inibindo a atividade de certas enzimas. Na maioria dos casos, a proteína fosforilada é a tirosina (nos casos da insulina e de alguns fatores de crescimento); em outros, é fosforilada a serina ou treonina. Há receptores que, diferentemente dos anteriormente relatados, não têm domínio intracelular, mas promovem a ativação de proteinaquinases da face interna da membrana celular após interagirem com agonistas.

## Receptores intracelulares

Receptores para diversas classes de drogas e hormônios foram localizados no meio intracelular e são denominados *fatores de transcrição* por alguns autores. São os casos dos receptores para glicocorticoides, mineralocorticoides e hormônio tireoidiano. Após a interação com o receptor, o complexo formado se transforma de modo a permitir sua ligação com sítios do DNA cromossômico no núcleo da célula, alterando a transcrição de genes sensíveis ao agonista e modificando a velocidade de síntese e processamento de proteínas. Como consequência, novas proteínas formadas alteram a função celular.

## Segundos mensageiros

Há agonistas que interagem com seus receptores modificando a função celular à custa de alterações da síntese de substâncias produzidas no meio intracelular. Essas substâncias, genericamente denominadas segundos mensageiros, fazem parte de mecanismos bioquímicos de regulação da função celular. Os receptores que ativam tais mecanismos são acoplados à proteína G. Os segundos mensageiros já descritos são os nucleotídeos AMPc e o 3',5'-guanosina monofosfato cíclico (GMP cíclico ou *GMPc*), a *fosfolipase C* (FLC), o *fosfatidilinositol*, o *diacilglicerol* (DAG) e os íons cálcio.

### AMP cíclico

Já discutida anteriormente, a síntese de AMPc a partir do ATP é catalisada pela adenilatociclase, enzima acoplada a proteína $G_s$ (para estímulo) ou $G_i$ (para inibição). Proteinaquinases AMPc-dependentes medeiam a função do AMPc fosforilando proteínas transportadoras ou enzimas metabólicas. O AMPc é quebrado em AMP comum por fosfodiesterases citoplasmáticas. Desse modo, drogas que inibem a fosfodiesterase aumentam os efeitos do AMPc.

### GMP cíclico

O GMPc, regulador de funções como a fototransdução pela retina, vasodilatação e secreção intestinal, é sintetizado a partir do GTP pela guanilatociclase, enzima existente na membrana celular e no citosol. Agonistas como o fator natriurético atrial interagem com o receptor da membrana celular, dando início ao processo catalítico de formação do GMPc.

### Fosfatidilinositol

Diversos peptídeos, drogas e neurotransmissores utilizam receptores de membrana cuja ativação promove a hidrólise de fosfoinositídeos, fosfolípides de membrana dos quais o fosfatidilinositol é o mais conhecido. Esses receptores estão acoplados a proteínas G específicas na membrana da célula. A interação de agonistas com tais receptores ativa FLC, provavelmente a responsável pela liberação de $IP_3$ (inositol 1,4,5-trifosfato) a partir de $PIP_2$ (fosfatidilinositol 4,5-bifosfato). O $IP_3$ atuaria, então, como segundo mensageiro liberando íons cálcio de estoques intracelulares (mitocôndria, retículo endoplasmático e citosol), aumentando rapidamente a concentração intracelular deste íon. Além disso, a ativação da FLC produz DAG, que também funciona como segundo mensageiro ativando a *proteinaquinase C* (PKC) (Fig. 1.3). O DAG parece estar implicado em diversas funções, tais como secreção glandular, regulação da expressão de genes, e crescimento e diferenciação celular.

### Ácido araquidônico

Alguns hormônios, neurotransmissores e drogas parecem atuar interagindo com receptores acoplados à proteína G, promovendo ativação direta ou indireta de fosfolipases (aumentando a concentração citosólica de íons cálcio). Estímulos lesivos também podem alterar a fisiologia celular ativando fosfolipase $A_2$. Esta enzima hidrolisa fosfolípides de membrana liberando ácido araquidônico, a partir do qual cicloxigenases (COX) produzem prostaglandinas e tromboxane, e lipoxigenases geram leucotrienos e lipoxinas. Esses produtos atuam na própria célula ou em células vizinhas participando de diversas funções, como nocicepção e resposta inflamatória.

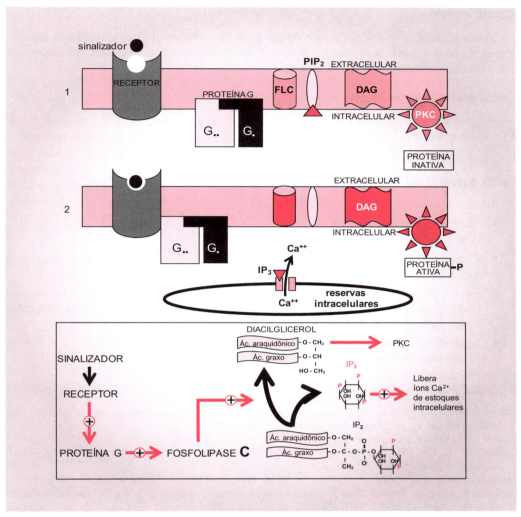

**FIGURA 1.3** • Via sinalizada por inositol trifosfato (IP$_3$) ligada a receptor acoplado à proteína G e ciclo do IP$_3$.

### Íons cálcio

Os íons cálcio têm papel crítico em diversas funções celulares, atuando como carreador de cargas através da membrana celular e como segundo mensageiro em nível intracelular. Para viabilizar tais funções, as células se valem de diversos mecanismos capazes de controlar a concentração citoplasmática de íons cálcio, como a abertura de canais de cálcio operados por voltagem ou por receptores acoplados ou não à proteína G, ou, ainda, a mobilização de cálcio de reservas intracelulares provavelmente via ativação de IP$_3$. No citoplasma da célula, íons cálcio ativam PKC e proteinaquinases reguladas por complexo cálcio-calmodulina. Essas proteinaquinases modulam a fosforilação de diversas proteínas envolvidas na regulação de canais iônicos, receptores e proteínas G.

## Canais iônicos

Diversos sinalizadores endógenos e drogas atuam à custa de alterações de canais iônicos, representados por macromoléculas proteicas que atravessam a membrana celular formando duas a seis hélices. Os canais iônicos são classificados em:

### Canais operados por voltagem

São também denominados *canais voltagem-dependentes* ou *voltagem-sensíveis*. Incluem canais seletivos para íons Na+, K+ ou Ca²⁺ que são ativados por variações do potencial de membrana da célula.

### Canais operados por ligantes

Além dos já citados neste capítulo, incluem-se:

- Canais de K⁺ ativados por Ca²⁺ (ou *canais de K⁺ Ca²⁺-dependentes*), que se abrem quando ocorre aumento da concentração citoplasmática de íons Ca²⁺.

- Canais de Ca²⁺ sensíveis ao ATP (ou *canais de Ca²⁺ ATP-sensíveis*), que se abrem quando cai a concentração intracelular de ATP.

- Canais de Ca²⁺ intracelulares, encontrados no retículo sarcoplasmático ou no retículo endoplasmático, que controlam a liberação de íons Ca²⁺ a partir de reservas intracelulares e são sensíveis à rianodina ou ao IP₃.

- Canais de Ca²⁺ operados por reservas de íons Ca²⁺, que se abrem quando cai a reserva intracelular de íons Ca²⁺ livres.

### Bibliografia

Achour L, Labbe-Jullie C, Scott MGH, Marullo S. An escort for GPCRs: implications for regulation of receptor density at the cell surface. Trends Pharmacol Sci 2008;29:528-535.

Bennett MR. The concept of transmitter receptors: 100 years on. Neuropharmacology 2000;39:523-546.

Collingridge GL, Olsen RW, Peters J, Spedding M. A nomenclature for ligand-gated ion channels. Neuropharmacology 2009;56:2-5.

Dascal N. Ion-channel regulation by G proteins. Trends Endocrinol Metab 2001;12:391-398.

De Waard M, Hering J, Weiss N, Feltz A. How do G proteins directly control neuronal Ca²⁺ channel function? Trends Pharmacol Sci 2005;26:427-436.

Guide to Receptors and Channels (GRAC). Br J Pharmacol 2009;158 (Supplement S1).

Neubig RR, Spedding M, Kenakin T, Christopoulos A. International union of pharmacology committee on receptor nomenclature and drug classification. XXXVIII. Update on terms and symbols in quantitative pharmacology. Pharmacol Rev 2003;55:597-606.

Perez DM, Karnik SS. Multiple signaling states of G-protein-coupled receptors. Pharmacol Rev 2005;57:147-161.

# 2 Noções Básicas de Farmacocinética

## INTRODUÇÃO

Para que uma droga produza efeito farmacológico, é necessário que ela atinja o tecido-alvo na forma ativa e em concentração suficiente para alterar sua função. A velocidade com que a droga atinge o tecido-alvo e a duração de seu efeito variam de acordo com a via de administração utilizada e com as características químicas da substância (que influenciam a absorção da droga), do tempo gasto para atingir o tecido-alvo (distribuição da droga), das transformações químicas que sofre no organismo (metabolização) e do tempo que leva para ser eliminada (excreção). A *farmacocinética* é a parte da Farmacologia em que se estabelecem modelos de estudo temporal da *absorção*, *distribuição*, *metabolização* e *excreção* de drogas.

## VIAS DE ADMINISTRAÇÃO E ABSORÇÃO DE DROGAS

As principais vias de administração são classificadas em *enterais* e *parenterais*. As enterais incluem as vias *oral*, *sublingual* e *retal*. As parenterais incluem as vias *subcutânea*, *intramuscular*, *intravenosa* e *intra-arterial*. Frequentemente é utilizada a administração *tópica* de medicamentos, que se vale da absorção da droga pela pele ou mucosas. Outras vias disponíveis são as vias *intratecal*, *peridural* (ou *epidural*), *intra-articular* e *inalatória*.

Independentemente da via de administração utilizada, as principais barreiras à movimentação de drogas no organismo são representadas pelas membranas celulares. Dada a constituição lipoproteica da membrana celular, as drogas com alta lipossolubilidade (não ionizadas ou não polares) atravessam as membranas com maior facilidade do que as drogas pouco lipossolúveis (ionizadas ou polares). O tamanho da molécula da droga também é importante:

as de baixo peso molecular passam pelas membranas celulares com mais facilidade do que as de alto peso molecular. Finalmente, a superfície disponível para absorção da droga em cada tecido também influencia a passagem da droga para a circulação sistêmica.

A passagem de drogas do sangue periférico para o sistema nervoso central é normalmente limitada pela *barreira hematoencefálica*, que é caracterizada por uma camada de células endoteliais de capilares (ou por células epiteliais, no caso do plexo coroide) separadas por junções estreitas contínuas e células gliais pericapilares. Para vencer essa barreira a droga deve ser transportada através dessas células, o que também é facilitado para as drogas lipossolúveis. A eficiência da barreira hematoencefálica, no entanto, é menor do que o normal na vigência de inflamação encefálica ou meníngea. Finalmente, a passagem de drogas do sistema nervoso central para o sangue periférico ocorre por difusão ou por transporte ativo.

As drogas atravessam membranas celulares por *difusão passiva*, *difusão através de poros da membrana*, por *transporte ativo* ou por *pinocitose*. A maioria das drogas é constituída por bases fracas ou ácidos fracos que, em solução aquosa, se encontram em parte na forma ionizada (que não atravessa membranas celulares) e em parte na forma não ionizada (que atravessa membranas celulares). Bases fracas se ionizam conforme a reação $BH^+ \rightleftarrows B + H^+$ e ácidos fracos se ionizam conforme a reação $HA \rightleftarrows H^+ + A^-$. Quando essas reações atingem os respectivos equilíbrios, a relação entre a constante de dissociação (kd) e a constante de combinação (kc), definida como Ka (para os ácidos) ou Kb (para as bases), pode ser calculada pela relação entre a soma das porções ionizadas e a porção não ionizada. O valor negativo do logaritmo de Ka é definido como pKa (− log Ka = pKa) e pode ser pequeno para ácido forte e base fraca ou elevado para ácido fraco e base forte. A relação entre pKa e o pH do meio é definida pela equação de Henderson-Hasselbach:

*Para ácidos fracos*:

$$pKa = pH + log \{[HA] / [A^-]\} \text{ ou}$$
$$pKa = pH + log \{[\text{fração não ionizada}] / [\text{fração ionizada}]\}$$

*Para bases fracas*:

$$pKa = pH + log \{[BH^+] / [B]\} \text{ ou}$$
$$pKa = pH + log \{[\text{fração ionizada}] / [\text{fração não ionizada}]\}$$

A quantidade de cada forma da droga que será encontrada em um meio biológico qualquer dependerá, portanto, do pKa da droga e do pH desse meio. Se a droga apresentar pKa igual ao pH do meio, metade dela estará na forma ionizada (hidrossolúvel) e a outra metade na forma não ionizada (lipossolúvel). Para ácidos fracos, quando pKa > pH, a forma não ionizada predomina sobre a ionizada. Opostamente, quando pKa < pH, a forma ionizada predomina sobre a não ionizada.

Essa condição pode ser exemplificada pela absorção de um ácido fraco de pKa = 5,4 administrada por via oral. Ao atingir o estômago, onde o meio é extremamente ácido (pH = 1,4), a relação entre fração não ionizada e ionizada será 1/0,0001, conforme o cálculo a seguir, feito a partir da equação de Henderson-Hasselbach: pKa = pH + log {[HA] / [A⁻]}

$$5,4 - 1,4 = log \frac{[NI]}{[I]} \therefore 10^4 = log \frac{[NI]}{[I]} \therefore \frac{1}{0,001} = \frac{[NI]}{[I]}$$

Somente a fração não ionizada atravessa a barreira representada pelas membranas celulares da mucosa gástrica. Ao atravessá-la, a droga adentrará a corrente sanguínea (pH = 7,4) e, neste caso, a relação entre fração não ionizada e ionizada será 100/1, conforme o cálculo:

$$5,4 - 7,4 = \log\frac{[NI]}{[I]} \therefore 10^{-2} = \log\frac{[NI]}{[I]} \therefore \frac{1}{100} = \frac{[NI]}{[I]}$$

Portanto, estabelecido o equilíbrio, a droga do exemplo terá concentração plasmática 100 vezes maior do que sua concentração no estômago. O resultado seria o oposto deste se a droga fosse uma base fraca de pKa = 5,4. Considerando uma barreira biológica como a do exemplo citado, o acúmulo de um ácido fraco no meio básico ou de uma base fraca no meio ácido é conhecido como *armadilha iônica*.

## Via oral

A via oral é a via mais segura, cômoda e barata para a administração de drogas. A influência do pH do meio gástrico sobre a absorção de drogas administradas por via oral já foi discutida anteriormente. O pH do intestino (variável entre 3 e 6) é mais elevado do que o pH do estômago. Desse modo, ácidos fracos (ao contrário das bases fracas) são absorvidos mais rapidamente no estômago do que no intestino. No entanto, a absorção de drogas administradas por via oral ocorre principalmente no intestino delgado, onde a superfície de absorção e o fluxo sanguíneo são maiores do que no estômago, mesmo para drogas em que o pKa tende a favorecer sua maior absorção pela mucosa gástrica.

A quantidade de droga que atinge a circulação sistêmica após a administração por via oral pode ser alterada por diversas condições, tais como solubilidade da droga no meio gástrico, sensibilidade à acidez gástrica ou às enzimas pancreáticas, alterações do pH gástrico, presença de alimentos no estômago, alterações da velocidade de esvaziamento gástrico ou da motilidade intestinal e alterações do fluxo sanguíneo no território esplâncnico. Formulações especiais (cápsulas, comprimidos revestidos ou minibombas), conhecidas como comprimidos ou cápsulas de liberação lenta ou controlada, permitem que uma droga em particular seja absorvida em velocidade adequada à manutenção de concentração plasmática efetiva por tempos prolongados.

Patologias próprias do estômago ou do intestino, ou alterações da flora intestinal podem modificar a velocidade de absorção de drogas administradas por via oral. É importante ressaltar que drogas absorvidas pelo trato gastrintestinal passam pela circulação porta antes de adentrar a circulação sistêmica (circulação êntero-hepática). Essa passagem pelo fígado reduz a concentração sistêmica de drogas sensíveis às enzimas hepáticas e configura o que se denomina *metabolismo hepático de primeira passagem*. Ao contrário de outras vias, a absorção de drogas administradas por via oral pode, pelo menos em parte, ser interrompida por lavagem gástrica.

## Via sublingual

A via sublingual depende da manutenção da droga na região sublingual, devendo o paciente ser orientado a não deglutir o medicamento. Esta via é útil para drogas sensíveis ao meio ácido gástrico e/ou quando se deseja obter rápida elevação de sua concentração plasmática.

Drogas administradas por esta via são absorvidas pela mucosa oral, atingem a rede venosa local e adentram a circulação sistêmica pela veia cava superior, evitando que a droga sofra metabolismo hepático de primeira passagem.

## Via retal

Drogas podem ser administradas por via retal na forma de supositórios ou enema. A absorção é feita pela mucosa retal em direção do plexo hemorroidário que drena para a veia cava inferior, evitando que a droga sofra metabolismo hepático de primeira passagem. Esta via é contraindicada para substâncias irritantes, mas é particularmente útil para a administração noturna de drogas, particularmente as sensíveis ao meio ácido gástrico ou em pacientes com vômitos ou dificuldades para deglutir.

## Via subcutânea

A via subcutânea é frequentemente utilizada para a administração de drogas que devem ser absorvidas lentamente. Via de regra, a absorção por esta via é mais rápida do que a absorção por via oral. Todavia, há alternativas que permitem reduzir a velocidade de absorção, como o uso associado de vasoconstritores, veículos oleosos ou a inclusão da droga em *pellets* implantados no tecido subcutâneo. Opostamente, o uso de droga associada com a hialuronidase (enzima que degrada a matriz intercelular) aumenta a superfície de difusão, o que propicia a absorção mais rápida do medicamento. A velocidade de absorção da droga depende, também, do local da injeção. A droga administrada no subcutâneo de um membro submetido a exercício será absorvida em maior quantidade do que quando administrada no subcutâneo do abdome.

## Via intramuscular

Drogas administradas por via intramuscular se difundem na massa muscular e alcançam a circulação sistêmica após atravessarem a parede dos vasos capilares. Na maioria dos casos, a absorção obtida após administração intramuscular é mais rápida do que após administração por via oral ou subcutânea. A velocidade de absorção por via intramuscular depende do músculo escolhido para administração da droga (p. ex., a absorção de droga injetada no deltoide é mais rápida do que após injeção no glúteo). A via intramuscular permite a administração de drogas solúveis em veículo oleoso, o que tende a diminuir a velocidade de absorção do medicamento. Idêntica possibilidade é conseguida com o uso de formulações de "liberação lenta". Uma das desvantagens do uso da via intramuscular é a ocorrência de dor na área de injeção, particularmente nos casos em que se administram volumes acima de 4 mL ou quando a solução apresenta pH muito alto ou muito baixo.

## Via intravenosa

Esta via é a que permite a administração mais rápida de drogas e o controle mais acurado da concentração plasmática necessária ao tratamento. Além de colocar a droga diretamente na circulação sanguínea, esta via evita o metabolismo hepático de primeira passagem. A administração intravenosa deve ser feita de modo lento, pois é muito difícil retirar a droga quando ela atinge a circulação sanguínea. Para se evitar quadro de embolia, não se deve usar diluentes oleosos e a introdução de bolhas de ar ou de partículas estranhas contidas na solução durante a administração intravenosa.

## Via intra-arterial

A via intra-arterial é eventualmente utilizada para a administração de contrastes para exames arteriográficos ou de medicamentos para os quais se deseja atingir tecido ou órgão em particular, como acontece na terapêutica de tumores localizados em áreas favoráveis. O uso da via intra-arterial deve ser executado por pessoal especializado.

## Uso tópico de drogas

Frequentemente se utiliza a aplicação tópica de medicamentos para se obter o efeito da droga no local da aplicação, como ocorre no tratamento de doenças da pele. Poucas drogas de fato penetram a pele, dada a presença da camada córnea, que é pouco hidratada. Além disso, a epiderme funciona como barreira lipídica. Tentativas para facilitar a absorção incluem a aplicação da droga contida em veículo oleoso que é friccionado sobre a área de aplicação. Ao contrário das camadas superficiais, a derme é permeável a diversos tipos de drogas, o que explica por que é facilitada a absorção de drogas aplicadas sobre áreas em que a derme está exposta, como ocorre nos casos de queimaduras ou escoriações. Frequentemente se associam produtos dermatológicos ao ácido salicílico, capaz de lesar o epitélio e, assim, aumentar a velocidade de absorção da droga. O uso de película plástica para oclusão da pele aumenta a hidratação da camada córnea e tende a aumentar a absorção local de medicamentos.

A moderna tecnologia industrial desenvolveu adesivos que mantêm a droga em reservatório para absorção lenta através da pele. Esta via, conhecida como *via transdérmica*, vem sendo progressivamente utilizada para manter a droga em níveis circulantes constantes e prolongados para o tratamento de doenças sistêmicas. A via transdérmica também evita o metabolismo hepático de primeira passagem, sendo vantajosa para a administração de drogas cujo metabolismo hepático limita sua permanência na circulação.

Outras vias para uso tópico são as vias *nasal* e *vaginal*. As mucosas nasal e vaginal permitem o acesso da droga à circulação sistêmica, o que pode provocar efeitos da droga longe do local de administração. A administração de drogas no saco conjuntival também visa ao efeito local da droga, mas o medicamento pode também chegar à circulação sistêmica.

Finalmente, é importante salientar que a absorção de drogas administradas topicamente é maior na vigência de processo inflamatório no local da aplicação.

## Outras vias de administração

As vias *intratecal* (ou subaracnóidea), *peridural* (ou epidural) e *intra-articular* são utilizadas normalmente por especialistas em situações muito particulares. As vias intratecal e peridural são utilizadas por anestesistas e neurocirurgiões para a administração de medicamentos que promovem anestesia raquidiana e peridural, respectivamente, podendo ser úteis para a administração de drogas que não atravessam a barreira hematoencefálica (como no tratamento de meningites) ou para a obtenção de analgesia espinal.

A via intra-articular é reservada para a administração de medicamento diretamente nas articulações visando ao tratamento local de processos inflamatórios ou álgicos. Finalmente, está disponível a *via inalatória*, através da qual são aplicados aerossóis visando ao tratamento de afecções da árvore respiratória. Dada a intensa vascularização pulmonar, é elevado o risco de passagem da droga para a circulação sistêmica quando administrada dessa maneira. Por outro lado, a via inalatória é largamente empregada para a administração de gases ou líquidos voláteis visando à produção de anestesia cirúrgica.

## DISTRIBUIÇÃO DE DROGAS

Uma droga qualquer, após ser absorvida e adentrar a circulação sistêmica, será distribuída aos diversos tecidos do organismo. Quando administramos a droga por via intravenosa, 100% do que foi administrado estarão, por definição, disponíveis para distribuição na circulação sistêmica. Outras vias de administração, no entanto, permitem que apenas uma fração da quantidade de droga administrada atinja a circulação sistêmica. Esta fração da droga que atinge a circulação sistêmica define a *biodisponibilidade* da droga. A biodisponibilidade de uma droga varia de acordo com a via de administração, solubilidade e estabilidade química da droga, formulação utilizada e velocidade com que a droga é metabolizada.

A distribuição da droga depende do fluxo sanguíneo para os diversos tecidos e do grau de ligação com proteínas plasmáticas. Diversas drogas se ligam a proteínas plasmáticas, principalmente à albumina, lipoproteínas, glicoproteínas e globulinas. Como a forma ligada a proteínas não atravessa as paredes dos capilares e, portanto, mantém-se no espaço vascular, a distribuição da droga se torna mais limitada. A ligação a proteínas plasmáticas limita, também, o metabolismo e a excreção da droga. Tecidos ósseos e gordurosos muitas vezes funcionam como depósito de drogas, dificultando o retorno da droga à circulação e retardando seu metabolismo e excreção. Na distribuição de drogas são importantes, também, os diversos compartimentos hídricos do organismo. Estes compartimentos são representados pelo *líquido extracelular* (13 a 15 litros, em um indivíduo adulto de cerca de 70 kg), composto pelo plasma (4 a 4,5 litros) e interstício (9 a 10 litros), e pelo *líquido intracelular* (27 a 29 litros). A distribuição da droga por esses diversos compartimentos, ou por alguns deles, depende da sua estrutura química. Uma droga de baixo peso molecular, por exemplo, poderá sair facilmente da circulação para o interstício valendo-se de simples passagem através de fendas do endotélio dos capilares. Se a mesma droga for hidrofílica, terá dificuldade para atravessar a membrana das células e, assim, atingir o meio intracelular. Essa droga, então, se distribuiria apenas no líquido extracelular.

## METABOLISMO DE DROGAS

Denominam-se metabolismo ou *biotransformação* de drogas as alterações bioquímicas que um fármaco sofre no organismo de modo a alterar sua atividade farmacológica e sua velocidade de excreção. O caráter lipofílico de uma droga, que facilita sua absorção e acesso ao órgão-alvo, dificulta sua excreção. A chegada de uma droga lipossolúvel ao rim facilita sua filtração pelo glomérulo, porém facilita também sua reabsorção tubular, o que resulta em baixa excreção da droga. A metabolização da droga dá origem a produtos mais polares e em geral inativos, facilitando a excreção do produto. No entanto, é importante salientar que a metabolização, em alguns casos, pode gerar produtos tão ou mais ativos do que a droga original.

O principal órgão responsável pela metabolização de drogas é o fígado, mas diversos outros órgãos, como os do trato gastrintestinal, os rins e os pulmões, também são capazes de metabolizar drogas. O metabolismo de drogas envolve duas fases:

- *Fase I*, em que a droga sofre processo de *oxidação*, *redução* ou *hidrólise*.
- *Fase II* ou de *conjugação*, em que a droga é conjugada com *ácido glucurônico*, *aminoácidos*, *sulfato*, *acetato* ou *glutationa*.

Produtos da fase I podem ser inativos ou manter atividade maior ou menor do que a da droga original. Frequentemente se administra medicamento na forma inativa para que, após processo metabólico, resulte metabólito ativo o qual, de fato, produzirá o efeito farmacológico desejado. Neste caso, a droga administrada é denominada *pró-droga*. Já a fase II resulta produto inativo na imensa maioria dos casos.

A metabolização de drogas no fígado se processa por mecanismos enzimáticos encontrados no retículo endoplasmático, no citosol, em mitocôndrias, na membrana plasmática ou no invólucro nuclear das células hepáticas. As reações mais frequentes da fase I utilizam o *sistema de enzimas citocromo P450*, superfamília de proteínas identificadas com a sigla *CYP* que são abundantes no fígado, mas que podem ser encontradas, também, no córtex adrenal, rins e na mucosa intestinal. Cerca de 10 isoformas, denominadas famílias CYP1, CYP2 e CYP3, participam da grande maioria das reações metabólicas que envolvem drogas. Este sistema funciona como uma cadeia de transferência de elétrons e utiliza diversos cofatores para catalisar reações de hidroxilação de anel aromático ou de cadeia lateral, oxidação e hidroxilação de grupamento amina, dealquilação de grupamentos –N, –O, ou –S, deaminação, dessulfuração e de-halogenação. Em condições de baixa tensão de oxigênio, o sistema P450 pode catalisar também reações de redução, utilizando NADP-citocromo e redutase reduzida. Muitas drogas (como o fenobarbital, fenilbutazona e rifampicina) são capazes de aumentar os níveis de citocromo P450, fenômeno conhecido como *indução enzimática*. Nestes casos, o metabolismo de drogas que se utilizam desse sistema será acelerado, reduzindo a duração de sua ação. Há casos opostos, em que a droga inibe o sistema, potenciando o efeito de outra droga cujo metabolismo dependa do sistema.

A metabolização de drogas pode não envolver enzimas do retículo endoplasmático, como as reações de oxidação catalisadas por diaminoxidase (DAO) ou monoaminoxidase (MAO) que são mitocondriais, e esterases solúveis, que são encontradas no fígado e no plasma.

Os mecanismos de conjugação ocorrem principalmente no citosol. O mecanismo mais importante, no entanto, envolve a transferência de ácido glucurônico para grupos sulfidrílicos, aminas, carboxílicos e álcoois aromáticos ou alifáticos, em reações catalisadas pelas enzimas microssomais uridina difosfato glucuronosiltransferases (UGTs). É importante salientar que os recém-nascidos não têm plena eficiência deste sistema, sendo por isso mais vulneráveis à ação de medicamentos que utilizam mecanismo de conjugação para serem metabolizados.

Idade, doenças e fatores genéticos podem afetar o metabolismo de drogas. Como já descrito anteriormente, recém-nascidos metabolizam drogas mais lentamente do que jovens e adultos. Em pacientes idosos, a maior frequência de doenças múltiplas geralmente requer o uso de vários medicamentos, o que aumenta o risco de interações de drogas que utilizam mecanismos de metabolização semelhantes. O tratamento medicamentoso em portadores de doenças hepáticas obviamente traz dificuldades para a adequada metabolização de drogas. Finalmente, é cada vez mais frequente na população a demonstração de *polimorfismos genéticos* que resultam em alterações enzimáticas e, por conseguinte, diferentes capacidades de metabolizar drogas.

## EXCREÇÃO DE DROGAS

A excreção ou eliminação de fármacos pode ocorrer pela urina, pelas fezes, pela bile, pelos pulmões e, no caso de mulheres que amamentam, pelo leite. A principal via de excreção de drogas é a via urinária. Neste caso, a droga é filtrada pelo glomérulo após penetrar no rim pela artéria renal ou ser secretada nos túbulos proximais, quando a droga passa pelo glomérulo sem ser filtrada. Uma vez na luz tubular, drogas lipossolúveis sofrem reabsorção tubular e retornam à circulação sanguínea. Em alguns casos, o uso de drogas que alteram o pH urinário pode reduzir a reabsorção tubular, aumentando a excreção de droga que, no pH urinário normal, seria eliminada com maior dificuldade. Este mecanismo, equivalente ao da armadilha iônica descrito anteriormente, permite que a alcalinização da urina com bicarbonato de sódio, por exemplo, aumente a excreção de ácidos fracos. Da mesma maneira, a acidificação da urina com cloreto de amônia aumenta a eliminação de bases fracas.

## FARMACOCINÉTICA

A farmacocinética estuda de modo quantitativo o decurso temporal das alterações da concentração de drogas nos diversos compartimentos do organismo. Para tanto, vale-se de modelos em que o organismo é considerado composto por um ou mais compartimentos. Nestes compartimentos, em um determinado instante, as concentrações de um fármaco estarão praticamente em equilíbrio. Embora a uniformidade das concentrações de uma droga nos diversos compartimentos não seja obrigatória, os modelos existentes preveem que alterações dos níveis plasmáticos da droga de algum modo resultem em alterações dos níveis da droga nos tecidos. O modelo mais simples admite que um fármaco qualquer, após ser administrado, se distribuirá por um único compartimento (modelo monocompartimental), o que resulta em cinética de primeira ordem, que é mais simples de ser compreendida. Na prática, a maioria das drogas se distribui em mais de um compartimento.

No modelo monocompartimental a droga poderá ser encontrada em gorduras, em músculos, no plasma ou em outros tecidos, mantendo a princípio uma relação constante com a concentração plasmática da droga (Fig. 2.1). O volume do organismo no qual a droga está contida é denominado *volume de distribuição* (Vd). No modelo em questão, a quantidade [D] de droga presente no organismo será proporcional à sua concentração plasmática [C], ou seja: [D] = Vd [C].

**FIGURA 2.1** • Modelo monocompartimental de distribuição de drogas.

Uma vez atingida a plena distribuição no organismo, a quantidade de droga no organismo decai exponencialmente à medida que se processa sua eliminação. Esta função se torna uma reta quando se considera a concentração plasmática na forma logarítmica. O Vd está relacionado com as características da droga administrada e do próprio paciente. Modelos de primeira ordem são frequentemente caracterizados pela *meia-vida* ($t_{1/2}$) da droga, definida como o tempo necessário para que a concentração plasmática da droga caia à metade da concentração inicial. Já a eficiência dos órgãos que participam do processo de eliminação de drogas é avaliada pela *depuração* (*clearance*) da droga, definido como a fração do Vd depurado de droga por unidade de tempo. De certo modo, *clearance* é uma medida da capacidade que o organismo tem de eliminar determinada droga.

Uma maneira simples de avaliar o que acontece com uma droga no organismo é imaginar sua administração em *dose única* por via intravenosa. Neste caso, a droga é introduzida diretamente no compartimento plasmático e amostras retiradas deste compartimento imediatamente após o término da injeção mostrarão que a concentração plasmática será a máxima possível para a dose administrada. À medida que a droga se distribui e/ou é eliminada, sua concentração no plasma cai exponencialmente com o tempo, como já dito anteriormente (Fig. 2.2). A concentração plasmática encontrada será proporcional à dose administrada, mas a meia-vida da droga será a mesma qualquer que tenha sido a dose administrada.

Frequentemente, drogas são administradas de modo repetitivo e a intervalos regulares, de modo a manter concentração plasmática suficiente para garantir o efeito terapêutico desejado (Fig. 2.3; situação A). O objetivo desse procedimento é atingir a concentração plasmática efetiva para a droga e, assim, mantê-la enquanto necessário. Neste caso, a cada nova dose administrada sempre restará no plasma certa quantidade da droga remanescente da dose que foi administrada na vez anterior. Há, pois, tendência ao acúmulo da droga no plasma. O acúmulo será inicialmente crescente, mas tenderá ao equilíbrio entre o que é administrado e o que é eliminado. Para

**FIGURA 2.2** • Alterações do nível plasmático de uma droga após administração de dose única por via intravenosa.

cada droga existe uma concentração plasmática mínima para que ocorra seu efeito farmacológico desejado, e uma concentração plasmática mínima para que ocorram efeitos adversos ou tóxicos. Entre essas concentrações define-se a chamada *janela terapêutica* para a droga. Repetições a intervalos inadequadamente curtos (Fig. 2.3; situação B) ou doses inadequadamente elevadas tenderão a aumentar o risco de que a concentração plasmática efetiva ultrapasse a janela terapêutica, aumentando o risco de se obter efeitos tóxicos indesejáveis. Repetições a intervalos exageradamente longos ou doses inadequadamente baixas aumentarão a probabilidade de se obter concentração plasmática da droga inadequada para o objetivo do tratamento.

Uma vez administrada, a droga leva certo tempo para produzir o efeito desejado, o que acontece somente quando a concentração plasmática efetiva mínima é atingida. Daí em diante o efeito aumenta de intensidade até atingir seu pico máximo, o qual estará dentro da janela terapêutica caso a dose administrada não tenha sido exageradamente alta. À medida que a eliminação da droga reduz sua concentração plasmática, o efeito gradativamente diminui até seu completo desaparecimento, que ocorrerá quando a concentração plasmática estiver imediatamente abaixo da concentração efetiva mínima (Fig. 2.4). A duração do efeito da droga estará definida como o tempo entre o início do efeito desejado e o momento de seu desaparecimento,

Quando se deseja obter rapidamente a concentração plasmática efetiva de uma droga é frequente o uso de dose inicial mais elevada do que a usual, procedimento denominado "dose de ataque". O uso da dose de ataque, logicamente, aumenta o risco de que ocorram efeitos indesejáveis da droga. Daí para diante, passa-se a usar a "dose de manutenção", ajustada conforme o medicamento, de modo que a velocidade de entrada da droga no plasma seja igual à velocidade com que a droga é eliminada.

**FIGURA 2.3** • Variações da concentração plasmática de uma droga administrada repetidas vezes por via intravenosa (*à esquerda*) ou por via oral (*à direita*).

**FIGURA 2.4** • Relação entre a concentração plasmática de uma droga e a duração do seu efeito farmacológico.

## VARIABILIDADE DO EFEITO DE DROGAS

Normalmente a resposta individual às drogas é muito variável, o que decorre de fatores etários, genéticos e patológicos. Durante a gestação, também ocorrem importantes alterações da resposta individual das mulheres às drogas.

### Fatores etários

Além da variabilidade encontrada entre os adultos, a resposta individual de recém-nascidos, bebês e pessoas idosas às drogas é diferente da dos adultos. O esvaziamento gástrico (particularmente em crianças com menos de 6 meses), o metabolismo das drogas e a excreção renal de drogas são usualmente mais lentos em bebês. De um modo geral, as doses das drogas são menores para crianças do que para adultos. Já a absorção de drogas pela pele é mais rápida em bebês porque na pele dos bebês a camada córnea é mais fina do que na pele do adulto.

Em idosos pode ocorrer redução do fluxo sanguíneo intestinal, o que reduz a motilidade gástrica e reduz a absorção de drogas administradas por via oral. Em pacientes idosos, o Vd de drogas lipossolúveis aumenta e o das drogas hidrossolúveis diminui. A idade avançada reduz a capacidade de síntese proteica do organismo. Observa-se, nesses casos, redução da concentração plasmática de proteínas (aumentando a concentração plasmática de droga livre para medicamentos que usualmente se ligam a proteínas plasmáticas) e redução da produção de enzimas, o que confere ao idoso menor capacidade de metabolizar drogas sensíveis a enzimas. Finalmente, pacientes idosos tendem a ter progressiva redução da função renal, o que dificulta a excreção de medicamentos.

## Farmacogenética

Denomina-se farmacogenética (ou farmacogenômica) o estudo das variações individuais sob controle hereditário que determinam as respostas às ações de drogas. Frequentemente, alguns indivíduos considerados normais respondem de modo exagerado a baixas doses ou são extremamente resistentes a altas doses de um medicamento, fenômeno conhecido como *reações de idiossincrasia*. Esses casos são em geral resultantes de polimorfismos genéticos. Por exemplo, esquimós e orientais são mais sensíveis a bebidas alcoólicas do que outros povos porque metabolizam o etanol mais lentamente. Por outro lado, 5 a 20% dos povos da Europa ocidental possuem álcool desidrogenase atípica, o que lhes confere a capacidade de metabolizar etanol rapidamente. Alguns distúrbios genéticos resultam indivíduos com sensibilidade a drogas diferentes das pessoas normais. Por exemplo, portadores de síndrome de Down são muito sensíveis a atropínicos.

## Fatores patológicos

Doenças que alteram a absorção, metabolização e/ou excreção de drogas certamente dificultarão o acerto da dose terapêutica de qualquer medicamento. Assim, há doenças que reduzem (enxaqueca, úlcera gástrica, obstrução intestinal) ou que aumentam (úlcera duodenal, doença celíaca) a velocidade de esvaziamento gástrico. Insuficiência renal dificulta a excreção de drogas que são normalmente eliminadas por via urinária. Algumas doenças hepáticas restringem a metabolização de drogas que são normalmente metabolizadas pelo fígado.

## Gestação

Durante a gestação ocorrem diversas alterações hormonais que tendem a modificar a disponibilidade de drogas. A absorção das drogas é alterada em decorrência de redução do esvaziamento gástrico e da motilidade intestinal. A distribuição das drogas também é alterada ante o aumento do volume plasmático e do volume extracelular e, eventualmente, da ocorrência de edema. No conjunto, essas alterações são acompanhadas por redução da concentração de proteínas plasmáticas, o que aumenta a concentração da forma livre de drogas que normalmente se ligam a proteínas do plasma. Por outro lado, a taxa de metabolização e a excreção renal aumentam durante a gestação.

### Bibliografia

Gillies HC, Rogers HJ, Spector RG, Trounce JR. Farmacologia clínica. Rio de Janeiro: Guanabara-Koogan, 1986.

Rosenbaum S. Basic Pharmacokinetics and Pharmacodynamics: An Integrated Textbook and Computer Simulations. New Jersey: John Wiley and Sons, 2011.

Rowland M, Tozer TN. Clinical Pharmacokinetics and Pharmacodynamics: Concepts and Applications. Baltimore: Lippincott Williams and Wilkins, 2011.

Wilkinson GR. Pharmacokinetics: the dynamics of drug absortion, distribution, and elimination. In: Hardman JG, Limbird LE, Gilman AG. Goodman and Gilman's The Pharmacological Basis of Therapeutics. The McGraw-Hill Companies, 2001; p. 3-30.

# 3 Farmacodinâmica

## RELAÇÃO DOSE-EFEITO

A noção de que o efeito produzido por uma droga é função da quantidade (dose) de droga administrada (*relação dose-efeito*) é um dos princípios fundamentais da Farmacologia. A relação dose-efeito pode ser do tipo *quantitativo* (em que se relaciona a dose com a magnitude da resposta) ou *quantal* (em que se relaciona a dose com a proporção de indivíduos que respondem a essa dose). A necessidade de se estabelecer um modo de avaliar a potência relativa de uma nova droga levou ao desenvolvimento de *ensaios biológicos*, em que são utilizadas preparações biológicas sensíveis ao efeito da droga. As preparações biológicas são bastante variadas e incluem organismos completos, tecidos isolados ou populações de células. Os ensaios biológicos permitem, também, estabelecer *curvas de intensidade × duração do efeito* em que se analisam o tempo para início da ação (latência), o tempo para o efeito máximo (pico do efeito) e a duração do efeito.

A noção de que drogas produziriam efeito como resultado de interação com "substâncias receptivas" foi inicialmente proposta por Langley (1905). Em paralelo estabeleceu-se a *teoria da ocupação*, segundo a qual o efeito produzido por uma droga seria diretamente proporcional ao número de receptores por ela ocupados (Ehrlich, 1907). Essa noção foi mais tarde desenvolvida em termos quantitativos por Clark (1937) e Ariens e Van Rossum (1957) por meio de ensaios biológicos e estudos de relação estrutura-atividade. Os experimentos foram realizados em preparações isoladas de músculo esquelético (reto abdominal de rã) ou liso (íleo de cobaia ou canal deferente de rato). Em condições adequadas de nutrição e temperatura, essas preparações contraem em resposta à administração de certos agonistas. A Figura 3.1A mostra um experimento desse tipo realizado em músculo reto abdominal de rã. Note-se que

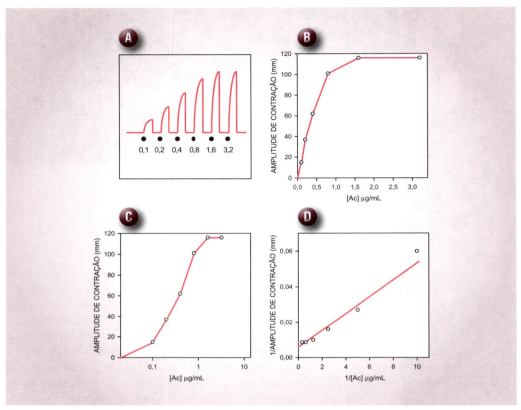

**FIGURA 3.1** • Experimento realizado em preparação de músculo reto abdominal isolado de rã mantido em 10 mL de meio nutriente adequado. (**A**) Contrações obtidas em resposta à administração de doses variadas de acetilcolina (Ac). As amplitudes das contrações foram medidas em mm e colocadas em gráficos na forma de curva dose-resposta (**B**), curva log dose-resposta (**C**) e método das recíprocas (**D**).

a administração de acetilcolina contrai a preparação, sendo o relaxamento obtido quando se lava a preparação com líquido nutriente. Note-se, também, que a amplitude das contrações aumenta proporcionalmente com a concentração de acetilcolina aplicada ao meio nutriente. Para facilitar a visualização, construímos um gráfico contrapondo a amplitude dos efeitos (medida em milímetros) como função da concentração de acetilcolina (Fig. 3.1B). Observe que há concentração de acetilcolina acima da qual não se obtém mais aumento da amplitude de contração, o que determina o *efeito máximo* da droga nessa preparação. É importante não confundir o efeito máximo produzido por uma droga com a resposta máxima possível da preparação biológica utilizada. A medida do efeito máximo da droga é utilizada como indicativo da sua *eficácia*, enquanto a concentração suficiente para produzir determinada intensidade de efeito é utilizada como indicativo da *potência* da droga.

Na Figura 3.1B, a relação entre as doses de acetilcolina e a amplitude das respectivas contrações produzidas (efeito) é representada por uma curva hiperbólica de difícil análise. Frequentemente o eixo das doses é muito extenso, o que dificulta comparações entre os efeitos de duas ou mais

Capítulo 3 • *Farmacodinâmica*

**23**

drogas. Prefere-se, então, contrapor o efeito obtido como função do logaritmo da dose (Fig. 3.1C), o que resulta curva sigmoide cujo segmento central (entre 20 e 80% do efeito máximo) tende a ser retificado. Alternativamente, a curva dose-efeito é construída lançando-se em gráfico o inverso dos efeitos (1/efeito) como função do inverso das doses (1/dose), procedimento conhecido como inversão de Lineweaver-Burk ou método das recíprocas (Fig. 3.1D). Neste método, o intercepto da reta com o eixo das ordenadas ocorre em um ponto onde a abcissa (1/dose) equivale a zero, ou seja, a dose tende a ser infinita e, portanto, potencialmente capaz de induzir efeito máximo.

Clark utilizou a lei de ação das massas para quantificar a relação entre a ocupação de receptores e o efeito obtido. O modelo mais simples considera a associação de duas moléculas, a da droga D e a do receptor R combinando-se para formar um complexo droga-receptor (DR). O modelo prevê, também, a total reversibilidade dessa interação, de modo que DR poderá se dissociar em seus componentes livres. O modelo de Clark admite que, dentre o total de receptores disponíveis no tecido (assumido como igual a 1), o efeito produzido por uma determinada concentração de droga [D] seria proporcional ao número de receptores disponíveis [1 – DR]. A cada momento, então, a droga estaria ligada a receptores (DR) ou na forma livre para interagir com os receptores igualmente livres (1 – DR). Teríamos, então, a seguinte reação química envolvendo as concentrações (entre colchetes) dos componentes:

$$[D] + [1 - DR] \; \underset{k_d}{\overset{k_c}{\rightleftharpoons}} \; [DR] \longrightarrow \text{efeito}$$

A velocidade de combinação $(V_c)$ seria descrita por $V_c = k_c \, [D] \, [1 - DR]$, enquanto a velocidade de dissociação $(V_d)$ seria descrita por $V_d = k_d \, [DR]$. Na condição de equilíbrio da reação, $V_c = V_d$ e, portanto, $k_c \, [D] \, [1 - DR] = k_d \, [DR]$, ou ainda

$$k_c/k_d \, . \, [D] = [DR]/[1 - DR] \qquad (1)$$

A relação das duas constantes $(k_c/k_d)$ também é uma constante, e sua recíproca $(k_d/k_c)$ é preferencialmente denominada constante de dissociação $(K_D)$ e traduz a *afinidade* da droga pelo receptor. A equação (1) passaria a ser, então:

$$[D]/K_D = [DR]/[1 - DR] \qquad (2)$$

Como ao complexo DR corresponde efeito farmacológico, a equação (2) resulta:

$$[D] = K_D \, . \, \text{efeito}/(1 - \text{efeito}) \qquad (3)$$

A função representada pela equação (3) resulta curva semelhante à apresentada na Figura 3.1B.

O modelo descrito anteriormente tem limitações, pois não leva em conta processos metabólicos ou a ligação da droga com sítios não específicos. Além disso, admite que todos os sítios receptivos têm igual afinidade pela droga e que a ocupação de um deles não interfere com a ocupação de outro.

Clark, Ariens e outros farmacologistas reconheceram que apenas a ocupação dos receptores não explica a potência de agonistas. Estudo de relação estrutura-atividade realizado com série de compostos agonistas de receptores colinérgicos do tipo muscarínico (ver Capítulo 5) em íleo isolado de cobaia revelou que os efeitos máximos obtidos com alguns deles eram diferentes. Para Ariens, as atividades intrínsecas de agonistas diferentes que interagem com um mesmo receptor seriam diferentes. Mais tarde demonstrou-se a existência de *receptores de reserva* que em certas condições elevariam o total de receptores disponíveis para um número superior ao necessário para garantir o efeito máximo.

## EFEITOS COMBINADOS DE DROGAS

O uso concomitante de mais de uma droga em um mesmo meio biológico pode resultar efeito maior (*sinergismo*) ou equivalente (*efeito aditivo*) ao da soma dos efeitos individuais de cada uma delas quando usadas isoladamente. *Potenciação* é outro tipo de combinação em que uma droga aumenta o efeito de outra, apesar de não produzir efeito quando administrada isoladamente.

Há situações em que o efeito da combinação de drogas é menor do que o de cada uma delas quando administradas isoladamente (*antagonismo*). São reconhecidos os seguintes tipos de antagonismos: fisiológico, químico, disposicional e farmacológico.

- *Antagonismo fisiológico* ou *funcional* é o que resulta de efeitos opostos de agentes químicos atuando em diferentes funções do organismo. Um exemplo deste tipo de antagonismo seria o de droga que relaxa a musculatura lisa intestinal sendo usada em concomitância com droga que contrai a mesma musculatura.

- *Antagonismo químico* é o que resulta da reação entre produtos químicos que se neutralizam, o que pode ocorrer mesmo em solução fora do organismo.

- *Antagonismo disposicional* é o que ocorre quando uma das drogas altera a farmacocinética da outra, reduzindo a concentração da droga que deverá atingir o tecido-alvo.

- *Antagonismo farmacológico* envolve a interação de droga que, por ter afinidade por um receptor, reduz ou impede a ligação de agonista (ou sinalizador endógeno) com o mesmo receptor. O antagonismo farmacológico pode ser competitivo, não competitivo, irreversível ou misto.

### Antagonismo competitivo

No antagonismo competitivo, a ligação do agonista e do antagonista no receptor é mutuamente exclusiva. Isso ocorre porque tanto o agonista quanto o antagonista competem pelo mesmo sítio de ligação no receptor. Outra possibilidade é que os sítios de ligação do agonista e do antagonista no receptor são diferentes, mas influenciam o receptor de tal modo que o agonista e o antagonista não podem estar ligados ao mesmo tempo. A competição pressupõe que o receptor poderá ser ocupado pelo agonista (A) ou pelo antagonista (Z), indistintamente, sendo ambas as possibilidades reversíveis. Teríamos, então, a seguinte reação química envolvendo as concentrações (entre colchetes) dos componentes:

$$[A] \quad + \quad \begin{array}{c} [Z] \\ + \\ [R] \\ k'_1 \downharpoonright k'_2 \\ [ZR] \end{array} \underset{k_2}{\overset{k_1}{\rightleftharpoons}} [AR] \longrightarrow \text{efeito}$$

Em um dado momento, o número total de receptores seria igual a 1, o número de receptores ocupados por A e Z seria AR e ZR, respectivamente, e o número total de receptores livres seria (1-AR-ZR). As velocidades de combinação e de dissociação seriam $Vc_A$ e $Vd_A$, para o agonista, e $Vc_Z$ e $Vd_Z$ para o antagonista, respectivamente. Pela lei de ação das massas:

$$Vc_A = k_1 \, [A] \, [1\text{-}AR\text{-}ZR] \qquad Vd_A = k_2 \, [AR]$$

$$Vc_Z = k'_1 \, [Z] \, [1\text{-}AR\text{-}ZR] \qquad Vd_Z = k'_2 \, [ZR]$$

No equilíbrio, $Vc_A = Vd_A$, e $Vc_Z = Vd_Z$ e, então:

$$k_1 \, [A] \, [1\text{-}AR\text{-}ZR] = k_2 \, [AR]$$

$$k'_1 \, [Z] \, [1\text{-}AR\text{-}ZR] = k'_2 \, [ZR]$$

Tomando $k_1/k_2 = K_A$ e $k'_1/k'_2 = K_Z$, teremos:

$$K_A \, [A] \, [1\text{-}AR\text{-}ZR] = [AR]$$

$$K_Z \, [Z] \, [1\text{-}AR\text{-}ZR] = [ZR]$$

Sendo o efeito máximo igual a 1 e o efeito produzido pelo agonista proporcional ao número de receptores ocupados por A, teremos:

$$K_A \, [A] = (1 + K_Z \, [Z]).\text{efeito}/(1 - \text{efeito}) \text{ ou}$$
$$K_A \, [A]/(1 + K_Z \, [Z]) = \text{efeito}/(1 - \text{efeito})$$

Tomando $K_A \, [A]/(1 + K_Z \, [Z]) = 1/Kn$, teremos:

$$[A] = Kn.\text{efeito}/(1 - \text{efeito})$$

A equação resultante é semelhante à equação (3), dela diferindo quanto à constante Kn (diferente de $K_D$). Conclui-se, então, que o antagonista competitivo promove apenas uma alteração aparente da constante de dissociação (afinidade) do agonista. Finalmente, o antagonismo competitivo pressupõe que o efeito máximo do agonista sempre poderá ser obtido (antagonismo superável), desde que se ofereça à preparação concentração de agonista suficiente para sobrepujar a presença do antagonista.

Na Figura 3.2A está exemplificado o mesmo experimento apresentado na Figura 3.1A, em que a administração de concentrações crescentes de acetilcolina promove contrações proporcionalmente maiores da preparação, sendo o relaxamento obtido quando se lava a preparação com líquido nutriente. A sequência foi agora repetida mantendo-se a preparação em meio nutriente contendo d-tubocurarina, antagonista da acetilcolina. Foram então construídas curvas dose-resposta (Fig. 3.2B), log dose-resposta (Fig. 3.2C) e curvas 1/dose × 1/efeito (Fig. 3.2D) para a acetilcolina na ausência (controle) e presença de d-tubocurarina. Note-se que a presença

**FIGURA 3.2** • Experimento realizado em preparação de músculo reto abdominal isolado de rã mantido em 10 mL de meio nutriente adequado. (**A**) Contrações obtidas em resposta à administração de doses variadas de acetilcolina (Ac) em meio nutriente sem (controle) ou contendo concentrações variadas de d-tubocurarina. As amplitudes das contrações foram medidas em mm e colocadas em gráficos na forma de curva dose-resposta (**B**), curva log dose-resposta (**C**) e pelo método das recíprocas (**D**).

do antagonista não alterou o efeito máximo do agonista. Na Figura 3.2C, observe que, além de confirmar que o efeito máximo do agonista não foi alterado, a curva controle foi deslocada para a direita pelo antagonista sem desvio de paralelismo. Na Figura 3.2D, note-se que a extrapolação das retas com e sem o antagonista interceptam o eixo da ordenada no mesmo ponto, e que a presença do antagonista alterou apenas o coeficiente angular (inclinação) da reta.

## Antagonismo não competitivo

Antagonismo não competitivo ocorre quando o antagonista se liga ao receptor normalmente utilizado pelo agonista, porém de modo a resultar complexo com baixa velocidade de dissociação. Há situações em que o antagonista não competitivo reduz o efeito do agonista ligando-se em sítio do receptor diferente do utilizado pelo agonista ou, ainda, em mecanismos celulares distintos do receptor. Nesse tipo de efeito combinado, a presença do antagonista não competitivo desloca para a direita (antagonismo superável) a curva log dose-resposta para o agonista e reduz seu efeito máximo (antagonismo insuperável) (Fig. 3.3A). Utilizando o método das recíprocas, a extrapolação das retas com e sem antagonista interceptam o eixo da ordenada em pontos diferentes, além de apresentar diferentes coeficientes angulares (inclinação) (Fig. 3.3B).

**FIGURA 3.3** • Antagonismo do tipo não competitivo em gráfico log dose-efeito (**A**) e pelo método das recíprocas (**B**).

## Antagonismo irreversível

Neste tipo de antagonismo a droga antagonista liga-se ao receptor por ligações covalentes, dificultando sua remoção. Também neste caso, o efeito máximo do agonista será menor do que na ausência do antagonista (antagonismo insuperável).

## Antagonismo misto

Neste tipo de antagonismo a droga inicialmente bloqueia o receptor de modo competitivo, mas passa a formar complexos com o receptor em que a dissociação ocorre de modo mais lento à medida que se prolonga o tempo de contato do antagonista com a preparação.

### Bibliografia

Ariens EJ, Van Rossum JM. Affinity, intrinsic activity and the all-or-none response. Arch Int Pharmacodyn Ther 1957;113:89-100.
Arunlakshana O, Schild HO. Some quantitative uses of drug antagonists. Br J Pharmacol Chemother 1959;14: 48-58.
Black JW, Leff P. Operational models of pharmacological agonism. Proc R Soc Lond B 1983;220:141-162.
Clark AJ. General Pharmacology: Heffter's Handbuch d exp Pharmacol. Springer, 1937.
Colquhoun D. The quantitative analysis of drug-receptor interactions: a short history. Trends in Pharmacol Sci 2006;27:149-157.
Ehrlich P. Experimental researches on specific therapy. In: Himmelweit F (ed.) The collected papers of Paul Ehrlich, vol. 3. London: Pergamon Press 1960; pp. 106-134.
Gaddum JH. Theories of drug antagonism. Pharmacol Rev 1957;9:211-218.
Kenakin T. Principles: receptor theory in pharmacology. Trends in Pharmacol Sci 2004;25:186-192.
Langley JN. On the reaction of cells and of nerve endings to certain poisons, chiefly as regards the reaction of striated muscle to nicotine and to curari. J Physiol 1905;23:374-413.

# 4 Sinalização Celular

## INTRODUÇÃO

Crescimento, diferenciação, controle e metabolismo nos organismos pluricelulares dependem de mecanismos de comunicação celular, o que pode ocorrer entre células que têm contato direto ou que estão desde alguns micrômetros até metros de distância uma da outra. A sinalização é feita à custa de moléculas secretadas pelas células e é classificada em sinalização *endócrina* (em geral sinalizada por *hormônios* e a grandes distâncias), *parácrina* (em geral sinalizada por neurotransmissores ou neuro-hormônios a distâncias normalmente muito curtas) e *autócrina* (em que o sinalizador informa a própria célula que o secretou) (Fig. 4.1). Em todos os casos, o processo envolve síntese, armazenamento e liberação do sinalizador, transporte do sinalizador até a célula-alvo, interação do sinalizador com sítio receptivo da célula-alvo, transdução e extinção do sinal. Esses passos podem ser alterados por um grande número de drogas no sentido de aumentar ou diminuir sua função. Neste capítulo tratamos da sinalização feita por neurotransmissores, o que em geral ocorre em sinapses entre células excitáveis, tal como na passagem de informação de neurônio para neurônio ou de neurônio para músculos.

## SINALIZAÇÃO ENTRE CÉLULAS EXCITÁVEIS

### A geração e a condução de um impulso elétrico

Em todas as células, o meio citoplasmático mantém *gradiente elétrico* de repouso de aproximadamente –60 mV (*potencial de repouso*) com o meio extracelular, sendo o meio interno mais negativo do que o meio externo. Este potencial é garantido por *gradiente iônico* que depende da capacidade da membrana celular de permitir a passagem seletiva de íons do meio extracelular para o meio intracelular

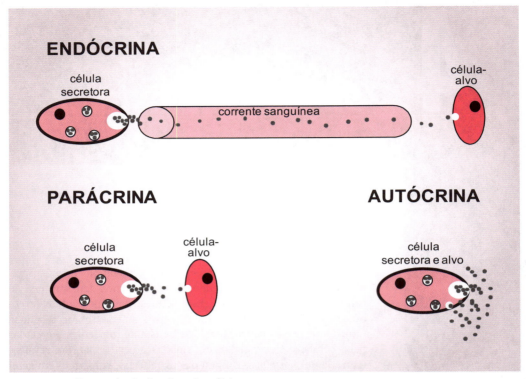

**FIGURA 4.1** • Formas de sinalização entre células.

e vice-versa. O gradiente iônico é mantido por concentrações de $Na^+$, $Ca^{++}$ e $Cl^-$, que são maiores no meio extracelular do que no meio intracelular, e concentrações de $K^+$ e de proteínas (carga global negativa), que são maiores no meio intracelular do que no meio extracelular. Além disso, a membrana celular tem canais que permitem o movimento dos principais íons ($Na^+$, $K^+$ e $Cl^-$) com diferentes velocidades em direção ao meio em que se encontram em menor concentração (Fig. 4.2). No repouso, há canais para $K^+$ que permitem a livre passagem desse íon do meio intracelular para o extracelular. Como consequência, o potencial de repouso passa a ser determinado exclusivamente pelo movimento de $K^+$. Há, de fato, um gradiente iônico favorável à saída de $K^+$ e um gradiente elétrico favorável à sua permanência no meio intracelular. A saída de $K^+$ na situação de repouso da membrana celular é, no entanto, pequena, pois a consequente redução do número de cargas positivas no meio intracelular intensifica o gradiente elétrico que dificulta a saída de $K^+$ da célula.

Além dos canais de $K^+$ que permanecem abertos na condição de repouso, células excitáveis apresentam canais que podem ser abertos ou permanecer fechados em resposta às alterações do potencial de repouso (canais operados por voltagem), à interação de ligantes específicos com receptores acoplados ao canal (canais operados por ligantes) ou à interação com moléculas transdutoras produzidas no meio intracelular (canais operados por segundo mensageiro). Os canais iônicos são proteínas capazes de abrir a passagem transitória de íons seletivos entre os meios intra e extracelular, fechando-se ou inativando-se temporariamente após realizar tal função.

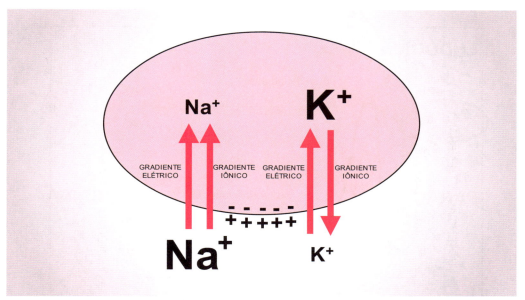

**FIGURA 4.2** • Gradientes elétrico e químico para íons em células excitáveis.

Alterações do potencial de repouso podem ocorrer no sentido de *hiperpolarização* (aumento da carga negativa do meio intracelular) ou *despolarização* (redução da carga negativa do meio intracelular) da membrana celular. Ocorrerá hiperpolarização da membrana celular quando se abrirem os canais de $K^+$ (o meio interno perde cargas positivas) ou os canais de $Cl^-$ (o meio interno ganha cargas negativas), ou se fecharem os canais de $Na^+$ (o meio interno deixa de receber cargas positivas). Ocorrerá despolarização da membrana celular quando se abrirem os canais de $Na^+$ (o meio interno ganha cargas positivas), ou se fecharem os canais de $K^+$ (o meio interno acumula carga positiva) ou os canais de $Cl^-$ (o meio interno deixa de receber cargas negativas).

Células eletricamente ativas, representadas por neurônios e músculos (esquelético, cardíaco e liso), são capazes de gerar e conduzir descarga elétrica (denominada *potencial de ação*) ao longo da membrana celular.

O potencial de ação em *axônios* se inicia com a fase de despolarização, evolui para a fase de hiperpolarização e retorna ao potencial de repouso em cerca de 1 a 2 ms (Fig. 4.3). A despolarização resulta da abertura de canais de $Na^+$ operados por voltagem, o que favorece a súbita passagem de $Na^+$ para o meio intracelular. A entrada dessas cargas positivas rapidamente reduz o potencial de repouso em direção ao potencial de equilíbrio do $Na^+$ (~ +55 mV). Nesse período, o local da membrana celular que gerou o potencial de ação tem sua polaridade temporariamente invertida, ou seja, o meio interno torna-se eletricamente positivo em relação ao meio externo. Como consequência, inverte-se o gradiente elétrico que inicialmente favorecia a entrada de $Na^+$. O tempo em que o canal de $Na^+$ permanece aberto é muito curto (fração de milissegundo), de modo que a entrada de $Na^+$ diminui gradativamente. Na fase de despolarização, gradativamente se inverte o gradiente elétrico para $K^+$ e são abertos canais de $K^+$ operados por voltagem, o que permite a saída de $K^+$. Este fenômeno reduz o número de cargas positivas no meio intracelular e promove a *repolarização* da membrana celular. O potencial da membrana celular aumenta em

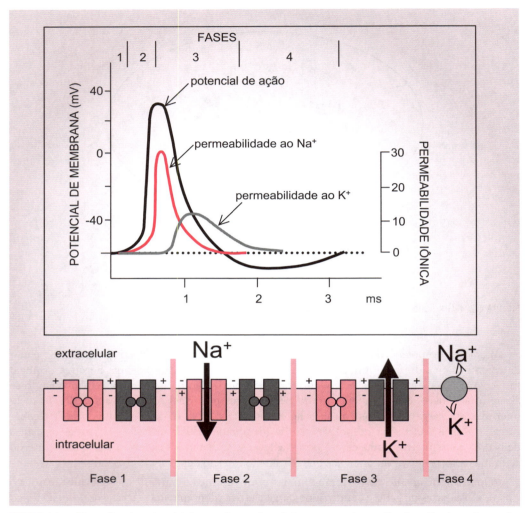

**FIGURA 4.3** • Alterações do potencial de membrana de axônio em resposta a estímulo aplicado no tempo 0 (esquema).

direção ao potencial de equilíbrio do $K^+$ (~ –90 mV). Nessas condições, o meio intracelular se tornará transitoriamente mais eletronegativo do que o meio externo, portanto hiperpolarizado, e retornará então ao potencial de repouso. A reposição dos gradientes iônicos é dependente de ATPase de $Na^+/K^+$ presente na membrana celular, que funciona como uma bomba capaz de transportar $Na^+$ para fora da célula em troca do transporte de $K^+$ para dentro da célula.

## Sinalização por neurotransmissores

A passagem de informação de um neurônio para uma célula-alvo (outro neurônio, célula muscular ou célula glandular) ocorre principalmente em *sinapses químicas* envolvendo a participação de neurotransmissores. Em escala bem menor em mamíferos, há no sistema nervoso *sinapses elétricas* que permitem que as células troquem substâncias ou íons de modo bidirecional, como ocorre em alguns neurônios hipotalâmicos secretores de hormônios.

Neurotransmissores são sintetizados em terminações nervosas a partir de moléculas precursoras que normalmente são transportadas do meio extracelular para o meio intracelular. Os diversos passos da síntese do neurotransmissor envolvem cofatores e moléculas produzidas no citoplasma e enzimas normalmente sintetizadas no corpo celular e transportadas por microtúbulos até o terminal nervoso. Ainda no citoplasma, a maioria dos neurotransmissores tem suas moléculas transportadas para o interior de vesículas onde permanecem armazenadas até o momento da liberação. Em resposta à chegada de um potencial de ação no terminal nervoso, abrem-se canais de $Ca^{++}$ operados por voltagem que permitem o rápido influxo de íons $Ca^{++}$ para o axoplasma. Fontes intracelulares de armazenamento de $Ca^{++}$ (mitocôndria e reservas citosólicas) também contribuem nesse processo, favorecendo a rápida elevação da concentração intracelular de $Ca^{++}$ e a consequente fusão de vesículas com a membrana do terminal nervoso. Tal fusão depende, também, do ancoramento das vesículas com a membrana celular, o que é garantido por proteínas que existem tanto na membrana da vesícula quanto na membrana do terminal nervoso (ver Fig. 6.3). A fusão da vesícula com a membrana do terminal (*membrana pré-sináptica*) abre passagem entre o meio intravesicular e a *fenda sináptica*, permitindo a rápida extrusão do conteúdo vesicular, processo conhecido como *exocitose*. Uma vez na fenda sináptica, moléculas do neurotransmissor ganham acesso a receptores localizados na membrana da célula-alvo (*membrana pós-sináptica*) e com eles interagem, completando-se a neurotransmissão. Facilitando esse processo, a zona de ancoragem das vesículas (*zona ativa ou zona de fusão*) está separada pela fenda sináptica, porém justaposta à porção da membrana pós-sináptica onde se encontram os receptores. No entanto, neuropeptídeos poderão ser liberados para fora da zona sináptica.

A interação do neurotransmissor com seu receptor pós-sináptico poderá gerar um potencial excitatório pós-sináptico (PEPS) à custa principalmente da abertura de canais de $Na^+$ (ocasionalmente, abertura de canais de $Ca^{++}$), despolarizando a membrana da célula-alvo (*sinapse excitatória*). Alternativamente, a interação do neurotransmissor com seu receptor pós-sináptico poderá gerar um potencial inibitório pós-sináptico (PIPS) à custa principalmente da abertura de canais de $Cl^-$ (ocasionalmente, abertura de canais de $K^+$), hiperpolarizando a membrana da célula-alvo (*sinapse inibitória*). Em várias sinapses, o neurotransmissor já liberado para a fenda sináptica poderá interagir com *receptores pré-sinápticos* de modo a aumentar ou diminuir a liberação do próprio neurotransmissor (*mecanismo de autorregulação*).

A neurotransmissão termina com a remoção do neurotransmissor da fenda sináptica, o que pode ocorrer por quebra da molécula, executada na fenda sináptica por enzima localizada na membrana pré- e/ou pós-sináptica, ou no citoplasma do terminal nervoso ou da célula-alvo. Neste caso, a molécula do neurotransmissor deverá ser recaptada ativamente pelo terminal nervoso ou pela célula-alvo. Menos frequentemente, o neurotransmissor se difundirá para locais distantes da sinapse.

## PRINCIPAIS NEUROTRANSMISSORES

Para que um neurotransmissor seja considerado como tal é necessário: (1) que a substância ativa, seus precursores e enzimas de síntese estejam presentes na terminação nervosa; (2) que seja possível recuperar a substância ativa quando se estimula o terminal nervoso; (3) que a administração exógena da substância produza efeitos idênticos aos da estimulação do nervo; (4) que os efeitos da substância e os da estimulação do nervo sejam alterados de modo semelhante por antagonista competitivo. Esses requisitos são preenchidos por mais de uma centena de substâncias, algumas delas apresentadas na Tabela 4.1, juntamente com seus receptores e tipos de resposta. Conhecer em detalhes as diversas etapas de síntese, liberação e metabolismo dos

## Tabela 4.1. Principais neurotransmissores de baixo peso molecular

| NTr | TIPOS | RECEPTOR SUBTIPOS | RESPOSTAS |
|---|---|---|---|
| Acetilcolina | Muscarínico | M1, M3, M5 — $G_0$ → ↑FLC | ↑IP3 → ↑saída $Ca^{2+}$ citosólico<br>+ DAG → ↑PKC |
| | | M2 — $G_i$ | Abre canais de $K^+$ |
| | | M4 — $G_0/G_i$ | Inibe AC → fecha CCOV tipo L |
| | Nicotínicos | Ganglionar<br>Neuromuscular | Abre canais de $Na^+/K^+$ |
| Adrenalina e noradrenalina | $\alpha$ | $\alpha$1A/B/C | $G_0$ → ↑FLC [ ↑IP3 → ↑saída $Ca^{2+}$ citosólico / + DAG → ↑PKC ]<br>→ ↑FLD<br>→ Abre CCOV<br>$G_q,G_0/G_i$ → ↑$FLA_2$ → ↑ácido araquidônico |
| | | $\alpha$2 | $G_i$ ⟨ Inibe AC / Abre canal de $K^+$<br>$G_0$ → Fecha CCOV tipos L e N |
| | $\beta$ | $\beta$1 — $G_s$ | ↑$FLA_2$ → ↑ácido araquidônico<br>↑AC<br>Abre CCOV tipo L |
| | | B2/3 — $G_s$ | ↑AC |
| Dopamina | D1 | D1,D5 — $G_s/G_0$ | ↑AC/↑IP3 → ↑saída $Ca^{2+}$ citosólico |
| | D2 | D2,D3,D4 — $G_i$ | ↓AC/↑saída $K^+$/↓saída $Ca^{2+}$ |

Capítulo 4 • *Sinalização Celular*

principais neurotransmissores, tipos de receptores possíveis para interação e as funções exercidas pelos nervos que os liberam são requisitos indispensáveis para se entender os efeitos de drogas que interferem com a neurotransmissão. Existem terminações nervosas em que mais de um neurotransmissor é sintetizado, armazenado e liberado. Neste caso, as substâncias são denominadas *cotransmissoras* e poderão ser liberadas simultaneamente (coliberadas) pela estimulação do nervo.

**Tabela 4.1. Principais neurotransmissores de baixo peso molecular (continuação)**

| NTr | TIPOS | RECEPTOR | | RESPOSTAS |
| | | SUBTIPOS | | |
|---|---|---|---|---|
| Serotonina | 5-HT1 | 5-HT1A ⟶ | | ↑saída $K^+$ |
| | | 5-HT1A/B/D/E — $G_s/G_0$ ⟶ | | ↓AC |
| | 5-HT2 | | | |
| | 5-HT3 | 5-HT2A/B/C — $G_q/11$ ⟶ ↑FLC | | ↑IP3 → ↑saída $Ca^{2+}$ citosólico |
| | 5-HT4 | | | + DAG → ↑PKC |
| | 5-HT5/6 | | | |
| | 5-HT7 | 5-HT2B — $G_q/11$ ⟶ | | ↓saída $K^+$ |
| | | $G_s$ ⟶ | | ↑saída $Na^+$/saída $K^+$ |
| | | ? ⟶ | | ↓AC/↓saída $K^+$ |
| | | $G_s$ ⟶ | | ? |
| | | ? ⟶ | | ↑AC |
| Histamina | H1 | $G_0$ ⟶ ↑FLC | | ↑IP3 → ↑saída $Ca^{2+}$ citosólico |
| | | | | + DAG → ↑PKC |
| | H2 | $G_s$ ⟶ | | ↑AC |
| | H3 | $G_i$ ⟶ | | ↓entrada $Ca^{2+}$ |
| Glutamato | NMDA | Acoplado a CCOV | | ↑entrada $Ca^{2+}$ |
| | AMPA/ kainato | Acoplado a canal de $Na^+$ | | ↑entrada $Na^+$ |
| | Metabotrópico | $G_s$ ⟶ | | ↑FLC → ↑IP3 → ↑saída $Ca^{2+}$ citosólico |
| Gaba | GABA-A | Receptor ionotrópico | | ↑entrada $Cl^-$ |
| | GABA-B GABA-C | $G_i$ ⟶ | | ↓AC/↑saída $K^+$/↓entrada $Ca^{2+}$ |

Abreviaturas: AC, adenilatociclase; CCOV, canal de cálcio operado por voltagem; DAG, diacilglicerol; FLA2, fosfolipase A2; FLC, fosfolipase C; IP3, fosfatidilinositol; PKC, proteinaquinase C.

## Bibliografia

Alberts B, Johnson A. Molecular biology of the cell. New York: Garland Science, Taylor and Francis Group, 2008.

Alberts B, Johnson A, Lewis J, Raff M, Roberts K, Walter P. Molecular biology of the cell. New York: Garland Science, Taylor and Francis Group, 2002.

Bloom FE. Neurotransmission and the central nervous system. In: Hardman JG, Limbird LE, Gilman AG. Goodman and Gilman's The Pharmacological Basis of Therapeutics. The McGraw-Hill Companies 2001; pp. 293-320.

Cooper GM, Hausman RE. The cell. A molecular approach. Washington: ASM Press, 2007.

# 5
# Anestésicos Locais

## INTRODUÇÃO

Anestésicos locais compõem grupo de drogas capazes de interromper de modo reversível a geração ou condução de estímulos nervosos graças ao seu mecanismo de ação, que envolve o bloqueio de canais de Na$^+$. Tal ação pode ser exercida em qualquer tipo de fibra nervosa e em qualquer parte do sistema nervoso. No entanto, as fibras mais finas (C, B e Aδ) são bloqueadas mais precocemente do que as fibras mais grossas (Aγ, Aβ e Aα). Desse modo, a nocicepção e a sensação de temperatura serão impedidas antes da propriocepção, do tato e da informação motora.

Os anestésicos locais são classificados em compostos dos tipos éster ou amida, conforme tenham ligação éster ou amida, respectivamente, em sua estrutura química (Tabela 5.1).

Os canais de sódio são estruturas proteicas heterotriméricas (Fig. 5.1) que contêm uma subunidade α e duas unidades β (β$_1$ e β$_2$). A subunidade α tem quatro domínios homólogos (DI a DIV), cada um deles contendo estrutura transmembrânica de conformação em α-hélice e seis segmentos. O agrupamento dos quatro domínios forma o poro iônico por onde penetram íons Na$^+$.

Foram identificadas nove isoformas de canais de sódio, denominadas Na$_v$ 1.1 a 1.9, que se diferenciam pela estrutura da subunidade α. Foram reconhecidos: (1) canais de velocidade de inativação rápida e sensíveis ao bloqueio pela tetrodotoxina (Na$_v$ 1.1, 1.2, 1.3, 1.4, 1.6 e 1.7); (2) canais resistentes ao bloqueio pela tetrodotoxina e de velocidade de inativação lenta (Na$_v$ 1.5 e 1.8) ou muito lenta (Na$_v$ 1.9).

Para efetuar o bloqueio do canal de Na$^+$ o anestésico local precisa adentrar o axoplasma, pois seu sítio de ligação se encontra na face axoplasmática da membrana celular. Os anestésicos locais são bases

**FIGURA 5.1** • Estrutura do canal de sódio, aqui representada esquematicamente por três subunidades (α, β₁ e β₂), sendo a subunidade α composta por quatro domínios (I a IV), cada um deles apresentando seis segmentos transmembrânicos.

fracas e pouco solúveis em água (pKa entre 8 e 9). Para minimizar esta dificuldade, esses compostos são disponibilizados comercialmente na forma de cloridratos, o que torna o sal resultante um pouco mais ácido, facilitando o equilíbrio mais rápido com o fluido extracelular. No equilíbrio encontramos o anestésico nas formas ionizada e não ionizada, mas somente a forma não ionizada atravessa a membrana celular (ver Capítulo 2). Uma vez no axoplasma, estabelece-se novo equilíbrio entre a forma ionizada e a forma não ionizada da droga, sendo a forma ionizada aquela que promoverá o bloqueio do canal de $Na^+$ (Fig. 5.2). O canal de $Na^+$ pode se encontrar fechado, aberto ou inativo. A ligação do anestésico com seu sítio de ação ocorre quando o canal de $Na^+$ se encontra aberto. Assim, quanto maior a frequência de potenciais de ação, mais intenso será o bloqueio causado pelo anestésico.

Sendo [B] a concentração do anestésico na forma não ionizada e [BH$^+$] a concentração do anestésico na forma ionizada, teremos a seguinte reação quando de sua administração no meio extracelular:

$$B + H_2O \rightleftharpoons BH^+ + OH^-$$

Aplicando a equação de Henderson-Hesselbach a esta reação, temos:

$$pKa - pH = \log\{[BH^+]/[B]\}$$

A equação permite prever que, para um mesmo anestésico local, quanto menor o pH do meio (como acontece em tecidos inflamados), maior será a diferença pKa – pH e, por conseguinte, maior será a concentração do anestésico na forma ionizada, o que dificulta sua passagem pelas membranas celulares.

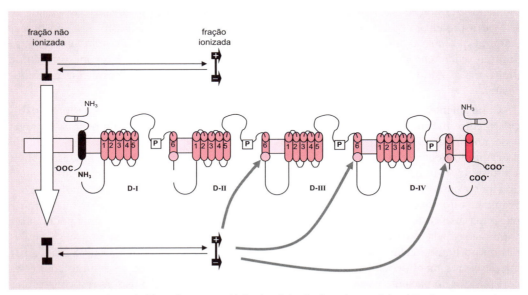

**FIGURA 5.2** • Mecanismo do bloqueio por anestésico local da abertura de canal de sódio. A passagem do anestésico local pela membrana se faz em sua forma não ionizada; o fechamento do canal ocorre quando a forma ionizada da droga interage com seu sítio de ligação.

Qualquer tecido excitável pode ter sua excitabilidade alterada por anestésicos locais. No coração, por exemplo, anestésicos locais deprimem a excitabilidade do miocárdio e a velocidade de condução do estímulo cardíaco, propriedades que permitem o uso da *lidocaína* e da *procainamida* como antiarrítmicos. Administrado em alta dose por via sistêmica, o anestésico local atinge o SNC e, como consequência, podem ocorrer tremores, convulsões clônicas, depressão respiratória e até a morte. Esta limitação, no entanto, não impede o uso de infusão intravenosa controlada e contínua de baixas concentrações de anestésicos locais no tratamento de dores crônicas, tanto em sistema aberto quanto fechado (técnica de Bier de bloqueio regional intravenoso em que se garroteia o membro durante a infusão do anestésico).

Os anestésicos locais têm efeito vasodilatador, o que tende a reduzir o tempo em que permanece no local de injeção promovendo o bloqueio desejado. A *cocaína*, no entanto, é vasoconstritora devido à sua ação inibidora da captação neuronal de noradrenalina. Por este motivo, disponibilizam-se soluções contendo o anestésico local associado com vasoconstritor (principalmente adrenalina), diminuindo a absorção e aumentando o tempo de permanência do anestésico no local de injeção, reduzindo o risco de efeitos colaterais indesejáveis. No entanto, o vasoconstritor não é isento de efeitos sistêmicos e em tecidos pouco vascularizados pode promover hipóxia tissular e até necrose.

Por ser muito pouco solúvel, a *benzocaína* é usada apenas topicamente. Anestésicos locais do tipo éster sofrem hidrólise promovida por esterases plasmática e hepática, por isso potenciam o bloqueio neuromuscular induzido pela succinilcolina, que também é metabolizada por essas enzimas (ver Capítulo 6). Os anestésicos locais do tipo amida são metabolizados no fígado, onde sofrem N-dealquilação seguida por hidrólise.

Os diversos anestésicos locais diferem entre si quanto à potência e duração de efeito. O início da ação depende do pKa da droga (quanto menor o pKa, mais rápida é a instalação do bloqueio). A duração do efeito depende da lipossolubilidade da droga e de sua capacidade de se ligar a proteínas. Assim, as drogas anestésicas locais são também classificadas em drogas de curta (*procaína* e *cloroprocaína*), intermediária (*lidocaína*, *mepivacaína* e *prilocaína*) e longa duração (*etidocaína*, *ropivacaína*, *tetracaína* e *bupivacaína*). Quanto maior a concentração da droga, mais rápido e duradouro é o efeito anestésico, porém o mesmo ocorre com os efeitos colaterais.

Clinicamente, os anestésicos locais são empregados para promover anestesia tópica (particularmente em mucosas), anestesia infiltrativa, bloqueio troncular, bloqueio regional intravenoso, anestesia epidural ou anestesia espinal. A anestesia infiltrativa é feita na área de origem do estímulo nocivo e requer maior volume de solução anestésica. Quando se deseja obter anestesia local utilizando menor volume de solução anestésica, pode-se optar pelo bloqueio do tronco nervoso (bloqueio troncular) a distância da área de origem do estímulo nocivo. Segmentos do corpo (p. ex., o membro superior) podem ser anestesiados por bloqueio do plexo nervoso correspondente ou usando a técnica de Bier. Áreas mais extensas poderão ser anestesiadas pela injeção de baixas doses de anestésicos no espaço epidural (anestesia epidural) ou no líquido cefalorraquidiano (anestesia raquidiana). O nível de anestesia obtido por injeção intraespinal depende da concentração da droga, da baricidade da solução anestésica e da posição do paciente na mesa cirúrgica. Também, nesses casos, o uso de vasoconstritores associados (p. ex., adrenalina, octapressina) reduz a velocidade de difusão da droga, o que propicia aumento da duração do efeito e redução do risco de efeitos adversos decorrentes de ações da droga no nível supraespinal.

## Bibliografia

Catterall WA. Ion channel voltage sensors: structure, function, and pathophysiology. Neuron 2010;67:915-928.

Catterall WA, Mackie K. Local anesthetics. In: Hardman JG, Limbird LE, Gilman AG (eds.). Goodman and Gilman's The Pharmacological Basis of Therapeutics. The McGraw-Hill Companies 2001; pp. 367-384.

Lampert A, O'Reilly AO, Reeh P, Leffler A. Sodium channelopathies and pain. Pflugers Arch Eur J Physiol 2010;460:249-263.

# 6 Farmacologia da Transmissão Colinérgica

## INTRODUÇÃO

Denomina-se transmissão colinérgica a passagem de estímulos nervosos por sinapses ou junções neuroefetoras à custa da liberação de acetilcolina (Ac). Os neurônios que liberam Ac são chamados *neurônios colinérgicos* e existem no sistema nervoso central (SNC) e periférico.

Os axônios que saem do SNC formam dois grandes sistemas periféricos:

a) Sistema nervoso autônomo (SNA) ou vegetativo, composto de axônios que formam sinapses com neurônios periféricos cujos corpos celulares se localizam em gânglios autônomos. Os axônios desses neurônios (denominados fibras pós-ganglionares) se dirigem então às junções neuroefetoras (exceto a zona medular da suprarrenal, que recebe axônios de neurônios autonômicos espinais que não formam sinapses intermediárias). As fibras pós-ganglionares autônomas são, em geral, não mielinizadas.

b) Sistema nervoso somático ou motor, composto de axônios de células do corno ventral da medula espinal (motoneurônios inferiores) que se dirigem sem interrupções até a junção neuroefetora dos músculos esqueléticos (placa motora).

Os conhecimentos sobre transmissão colinérgica em sua maioria resultam de estudos da transmissão na placa motora, mas de um modo geral podem ser estendidos às demais sinapses colinérgicas.

## MORFOFISIOLOGIA DO SNA

Neuroanatomicamente, o SNA tem duas grandes divisões:

a) *Divisão* ou *sistema simpático (SS)*, também denominado sistema toracolombar, originário de corpos celulares localizados no corno lateral da medula espinal, desde $T_1$ até $L_2$. Os axônios dessas células emergem pela raiz ventral juntamente com motoneurônios inferiores. Após curta distância, os axônios simpáticos se separam do motoneurônio para formar os ramos comunicantes brancos, que adentram gânglios da cadeia simpática paravertebral, de onde podem seguir um dos caminhos seguintes:

1. formar sinapse com neurônio pós-ganglionar no gânglio da cadeia paravertebral, cujo axônio deixa o gânglio através de ramo comunicante cinzento, para formar troncos ou plexos simpáticos;

2. sair do gânglio paravertebral para formar sinapses com neurônios de gânglios pré-vertebrais (celíaco e mesentéricos inferior e superior);

3. sair da medula espinal diretamente à região medular da glândula suprarrenal.

No SS a fibra pré-ganglionar, em geral, é curta e a pós-ganglionar é longa; o gânglio se encontra distante do órgão efetor e a resposta ao estímulo central é difusa.

b) *Divisão ou sistema parassimpático (SPS)*, ou sistema craniossacral, composto de axônios que emergem das regiões cranial e sacral do SNC. Eferentes craniais estão contidos nos III$^\text{o}$, VII$^\text{o}$, IX$^\text{o}$, XI$^\text{o}$ e XII$^\text{o}$ pares cranianos. Corpos celulares do III$^\text{o}$ par (nervo oculomotor) localizam-se no núcleo de Edinger-Westphal e seus axônios formam sinapses no gânglio ciliar, de onde neurônios pós-ganglionares emergem para inervar o músculo radial da íris e o músculo ciliar. Os demais pares têm origem bulbar, e corpos celulares localizados nos núcleos do VII$^\text{o}$, IX$^\text{o}$ e motor dorsal do vago (X$^\text{o}$). Sinapses ganglionares são estabelecidas nos gânglios esfenopalatino e submaxilar (VII$^\text{o}$), gânglio óptico (IX$^\text{o}$) e na parede dos órgãos efetores (X$^\text{o}$). Eferentes sacrais deixam a medula nos segmentos S2 a S4 para formar sinapses em plexos ganglionares pélvicos ou na parede de órgãos pélvicos. No SPS a fibra pré-ganglionar é, em geral, longa e a pós-ganglionar é curta; o gânglio está próximo ou no interior do órgão efetor e a resposta ao estímulo central em geral é localizada.

Algumas das estruturas inervadas pelo SNA estão sumarizadas na Tabela 6.1. As divisões do SNA mantêm a homeostase à custa de regulação da atividade cardíaca, de músculos lisos (intestinal, vascular e brônquico) e de glândulas secretoras, e dependem da atividade integrativa do SNC. As atividades dos SS e SPS são relativamente contínuas (*tono simpático* e *parassimpático*), com predomínio do SPS na maioria dos órgãos efetores e, na maioria dos casos, antagônicos entre si (*antagonismo fisiológico*).

## NEUROTRANSMISSÃO NO SNA

Todas as fibras do SNA e do sistema nervoso somático, que saem da medula espinal, e todas as fibras pós-ganglionares do SPS são colinérgicas. A maioria das fibras pós-ganglionares do SS são noradrenérgicas (utilizam noradrenalina como neurotransmissor). Fibras pós-ganglionares do SS que inervam glândulas sudoríparas e vasos da musculatura esquelética são colinérgicas e compõem o chamado *SS colinérgico*. Fibras simpáticas que adentram a zona medular da suprarrenal liberam Ac que, atuando sobre células cromafins, provocam liberação de adrenalina, principalmente para a circulação sanguínea. A Figura 6.1 resume a neurotransmissão no SNA.

Neurônios autonômicos, além de noradrenalina ou Ac, podem conter outros neurotransmissores genericamente denominados *NANC* (não adrenérgicos/não colinérgicos) e que seriam

## Tabela 6.1. Efeitos da estimulação do sistema nervoso autônomo

| EFETORES | | ESTÍMULO SIMPÁTICO | ESTÍMULO PARASSIMPÁTICO |
|---|---|---|---|
| Olho | M. radial da íris | Contração (midríase) | – |
| | M. circular da íris | – | Contração (miose) |
| | M. ciliar do cristalino | Relaxamento (visão distante) | Contração (visão próxima) |
| Coração | Frequência de batimentos | Aumenta (taquicardia) | Reduz (bradicardia) |
| | Contratilidade | Aumenta | Reduz |
| | Condução de estímulos | Aumenta | Reduz |
| Estômago | Tônus | Reduz | Aumenta |
| Intestino | Motilidade | Reduz | Aumenta |
| Bexiga | Esfíncteres | Contração | Relaxamento |
| Ureter | – | | |
| Secreções | Intestinais | Reduz | Aumenta |
| | Brônquicas | Reduz | Aumenta |
| Resistência vascular periférica | | Aumenta | – |
| Sudorese | | Localizada | Generalizada |
| Salivação | | Secreção viscosa | Secreção aquosa |

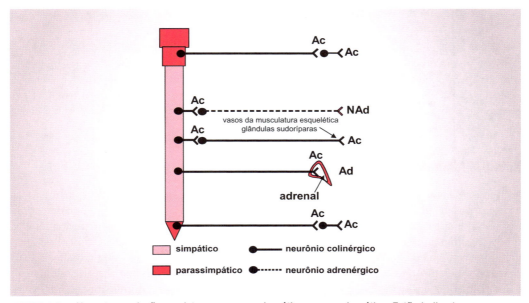

**FIGURA 6.1** • Neurotransmissão no sistema nervoso simpático e parassimpático. Estão indicadas: acetilcolina (Ac), noradrenalina (NAd) e adrenalina (Ad).

coliberados durante a estimulação autonômica. Alguns neurotransmissores NANC liberados pela estimulação de nervos parassimpáticos incluem o óxido nítrico (que participa do mecanismo de ereção peniana e de esvaziamento gástrico) e o peptídeo intestinal vasoativo (ou VIP, que tem propriedade vasodilatadora). Neurotransmissores NANC liberados por estimulação de neurônios simpáticos incluem o ATP (que contrai células musculares lisas) e o neuropeptídeo Y (que inibe a liberação de noradrenalina, mas facilita sua ação vasoconstritora). Dopamina, GABA, serotonina e substância P são outros possíveis neurotransmissores NANC.

## A NEUROTRANSMISSÃO COLINÉRGICA

### Síntese de acetilcolina

A Ac é sintetizada no terminal nervoso a partir da combinação entre colina e acetilcoenzima A (Ac-CoA), reação esta catalisada pela *colina-acetiltransferase* (ou *colinacetilase*), enzima sintetizada pelo ribossomo do corpo celular e transportada até o terminal nervoso através de neurofilamentos. Por ser pouco lipossolúvel, a colina requer transporte facilitado para adentrar o axoplasma. A Ac-CoA é formada na mitocôndria e requer reações intermediárias para chegar ao axoplasma. A colina é retirada do plasma e deriva da dieta ou de síntese hepática. Parte relevante da colina obtida após a metabolização do mediador retorna ao processo de síntese (Fig. 6.2).

### Armazenamento de acetilcolina

A Ac sintetizada é transportada ativamente para o interior de vesículas sinápticas. Estas vesículas são formadas a partir de cisternas resultantes da fusão de vesículas originárias do retículo endoplasmático liso. Cada terminal contém cerca de 300.000 ou mais vesículas, cada uma contendo de 1.000 a 50.000 moléculas de Ac, além de proteínas e ATP.

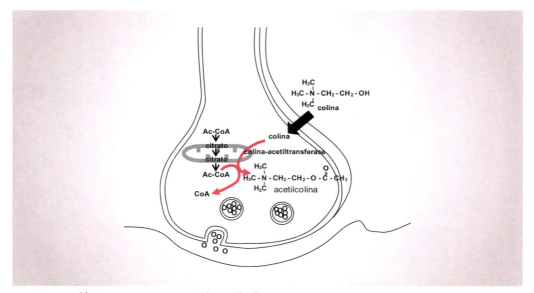

**FIGURA 6.2** • Síntese e armazenamento de acetilcolina.

Das vesículas sinápticas, 15 a 20% se agrupam junto à superfície axoplasmática da membrana do terminal nervoso, estando disponíveis para liberação imediata. As vesículas liberadas dessa fração seriam rapidamente repostas a partir da mobilização de vesículas dispersas no axoplasma. Admite-se, ainda, a existência de vesículas (20% do total) à distância do terminal.

## Liberação de acetilcolina

A Ac pode ser liberada tanto espontaneamente (liberação de repouso) quando por estímulo nervoso (liberação evocada). A liberação espontânea de Ac na placa motora produz variações aleatórias do potencial pós-sináptico (0,1 a 3,0 mV) denominados potenciais em miniatura de placa motora. Estes potenciais são sublimiares (não promovem resposta de órgão efetor) e resultam da liberação de quantidades fixas (*quanta*) de Ac. Quando um potencial de ação invade o terminal nervoso ocorre a liberação concomitante de vários *quanta* de Ac que, então, poderão gerar potencial pós-sináptico de amplitude suficiente para garantir a resposta do órgão efetor.

A liberação de Ac ocorre por exocitose, processo no qual proteínas das vesículas sinápticas (sinaptotagmina e sinaptobrevina) se ligam a proteínas da membrana pré-sináptica (neurexina e sintaxina), tornando possível a ancoragem da vesícula à membrana do terminal e sua posterior abertura para a fenda sináptica, lançando todo o seu conteúdo em direção à membrana pós-sináptica (Fig. 6.3).

No processo de liberação de Ac é indispensável a presença de concentração axoplasmática de $Ca^{2+}$ adequada. A concentração extracelular normal de $Ca^{2+}$ é cerca de 10.000 vezes superior à sua concentração axoplasmática. Em terminais nervosos em repouso o meio interno é negativo em relação ao meio externo, gradiente elétrico que facilita a entrada, mas dificulta a saída de $Ca^{2+}$. Estes íons, no entanto, adentram o terminal durante a despolarização, quando o gradiente elétrico que favorece a entrada diminui progressivamente. Essa dificuldade é contornada pela abertura de canais de $Ca^{2+}$ operados por voltagem (CCOV).

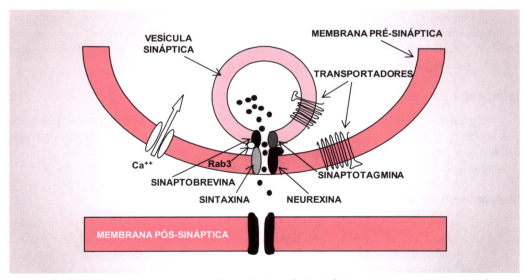

**FIGURA 6.3** • Mecanismos de ancoragem e liberação da vesícula sináptica em terminal nervoso colinérgico.

**FIGURA 6.4** • Mecanismos de controle da concentração axoplasmática de cálcio em terminal nervoso colinérgico.

Quando um potencial de ação nervoso invade o terminal, abrem-se os CCOV. Ocorre rápido influxo de $Ca^{2+}$ e a concentração axoplasmática de $Ca^{2+}$ aumenta rapidamente. Soma-se a esse mecanismo a saída de $Ca^{2+}$ de locais de armazenamento intracelulares, disparando o processo de exocitose. A sequestração ativa de $Ca^{2+}$ por locais de armazenamento intracelulares, como mitocôndria, retículo endoplasmático liso e proteínas citoplasmáticas de alta afinidade por cálcio (citosol), auxiliam a rápida redução da concentração axoplasmática desses íons, reduzindo a liberação de acetilcolina. Entre as proteínas citosólicas conhecidas destacam-se a calmodulina, a parvalbumina e proteínas vitamina D-dependentes. Devido ao gradiente eletroquímico que favorece a entrada de $Ca^{2+}$, a célula nervosa utiliza bomba de $Ca^{2+}$ ATP-dependente e troca $Na^+/Ca^{2+}$ para extruir $Ca^{2+}$ durante a repolarização (Fig. 6.4).

## Interação com receptor

Para completar a neurotransmissão, a Ac liberada deve se ligar a receptores da membrana pós-sináptica. A interação Ac-receptor inicia uma série de eventos ao longo da membrana da célula efetora (*ação* da Ac) que, por sua vez, desencadeiam fenômenos elétricos e/ou químicos (transdução do estímulo) que promovem a resposta do órgão efetor (*efeito* da Ac).

## Metabolismo da acetilcolina

Em músculos esqueléticos a duração do potencial de placa motora é extremamente curta (~200 μs), graças à reduzida meia-vida da Ac. Desse modo, nas frequências fisiológicas de estimulação nervosa motora (30 a 80 Hz) cada pulso nervoso origina uma onda de despolarização. A rápida hidrólise da Ac é garantida pela *acetilcolinesterase* (ou colinesterase verdadeira), enzima encontrada em sinapses colinérgicas ou mesmo não colinérgicas ou, ainda, em tecidos

**FIGURA 6.5** • Esquema da estrutura de um dos centros ativos da acetilcolinesterase.

**FIGURA 6.6** • Mecanismo de hidrólise de molécula de acetilcolina pela acetilcolinesterase (esquema).

não nervosos, como hemácias, por exemplo. No plasma, intestino, pele e fígado encontra-se a *pseudocolinesterase* que, além de outros ésteres, hidrolisa também a Ac.

A acetilcolinesterase (AcChE) é um polipetídeo de estrutura complexa cujo centro enzimático (centro ativo) contém dois sítios de ligação (Fig. 6.5): o *sítio aniônico*, que atrai o nitrogênio quaternário da Ac através de forças coulômbicas e hidrofóbicas, e o *sítio esterásico* (composto por grupo hidroxila da serina e grupo imidazol da histidina), ao qual se liga a porção éster da Ac.

A hidrólise da Ac ocorre em duas etapas (Fig. 6.6). Na primeira etapa o oxigênio da –OH da serina se liga ao grupo carboxílico da Ac, enquanto o H é temporariamente atraído pelo imidazol da histidina. A ligação éster se enfraquece e a colina é liberada, permanecendo a enzima acetilada. Na presença de água inicia-se a segunda etapa, na qual o anel imidazólico atua como doador de elétron, facilitando a transferência do grupo acetil para a água. Cada centro ativo da AcChE hidrolisa cerca de 600.000 moléculas de Ac por minuto, resultando tempo de recuperação da enzima de 150 μs.

## ESTIMULANTES DA TRANSMISSÃO COLINÉRGICA

Existem diversos agentes que estimulam a transmissão colinérgica, atuando no terminal nervoso, interagindo com receptores ou reduzindo a hidrólise do neurotransmissor.

### Estimulantes que atuam sobre o terminal nervoso

Os agentes de ação pré-sináptica que estimulam a transmissão colinérgica estão resumidos na Figura 6.7. De modo geral atuam sobre todas as sinapses colinérgicas e, no caso dos íons $Ca^{2+}$ e venenos animais, atuam também sobre outros tipos de neurotransmissão. O *veneno da aranha viúva-negra* se liga à neurexina, promovendo exocitose maciça. Catecolaminas aumentam a liberação de Ac possivelmente por ação agonista $\alpha_1$, que promove aumento do influxo de íons $Ca^{2+}$. *Tetraetilamônio* e *4-aminopiridina* produzem bloqueio seletivo de canais de $K^+$. Como resultado, a despolarização do terminal nervoso se prolonga, aumentando o período de liberação do neurotransmissor. O *veneno de escorpião* abre canais de $Na^+$, facilitando ou mesmo gerando potenciais de ação no terminal nervoso. O aumento da concentração extracelular de $Ca^{2+}$ aumenta a liberação do neurotransmissor, mas reduz a excitabilidade da membrana pós-sináptica. Nenhum dos agentes citados tem emprego terapêutico em decorrência da estimulação da terminação colinérgica.

**FIGURA 6.7** • Agentes de ação pré-sináptica que estimulam a transmissão colinérgica.

## Estimulantes que atuam via receptores colinérgicos

Há uma série de alcaloides naturais e drogas sintéticas que interagem com o receptor colinérgico de modo semelhante ao da interação Ac-receptor. Alguns desses agentes têm efeito seletivo sobre determinadas sinapses colinérgicas (Fig. 6.8). Como produzem efeitos semelhantes aos da Ac, essas drogas são também denominadas *acetilcolinomiméticos* ou *colinomiméticos*.

Dos acetilcolinométicos listados na Figura 6.8, a muscarina e a nicotina são os mais antigos. A muscarina atua seletivamente sobre sinapses periféricas do neurônio pós-ganglionar SPS e do SS colinérgico. A nicotina atua apenas em sinapses ganglionares e junções neuroefetoras somáticas (placa motora) e da zona medular da suprarrenal. A injeção intravenosa de muscarina produz efeitos semelhantes aos da estimulação vagal (donde o termo *parassimpatomimético*). A injeção endovenosa de acetilcolina produz efeitos semelhantes aos da muscarina, fato que justificou o termo *efeitos muscarínicos da acetilcolina*. Quando se impede a ocorrência dos efeitos muscarínicos, no entanto, altas doses de Ac passam a atuar sobre gânglios, placa motora e zona medular da suprarrenal, ou seja, produzindo efeitos semelhantes aos da nicotina. Definiu-se, então, o termo *efeitos nicotínicos da acetilcolina*. Por analogia, as sinapses colinérgicas foram classificadas em *muscarínicas* (sinapses periféricas do SPS e do SS colinérgico) e *nicotínicas* (gânglios do SS e do SPS, placa motora e zona medular da adrenal).

Os efeitos da Ac, consequentes à sua interação com o receptor colinérgico, dependem do tipo de receptor envolvido e da célula efetora. Agonistas colinérgicos muscarínicos podem interagir com diferentes subtipos de receptores muscarínicos ($M_1$ a $M_5$), todos eles acoplados a proteínas G. Os subtipos $M_1$, $M_3$ e $M_5$, acoplados à proteína $G_q$, ativam fosfolipase C, promovendo hidrólise

**FIGURA 6.8** • Agentes de ação pós-sináptica que estimulam a transmissão colinérgica.

de fosfatidilinositol e subsequente mobilização de íons $Ca^{2+}$ de reservas intracelulares para o meio citoplasmático. Os subtipos $M_2$ e $M_4$ são acoplados à proteína $G_i$. A ativação de $M_2$ abre canais de $K^+$, hiperpolarizando a membrana celular, enquanto a ativação de $M_4$ inibe a adenilatociclase, reduzindo a disponibilidade intracelular de AMPc (Fig. 6.9). Quanto à localização, receptores $M_1$ são encontrados em neurônios do sistema nervoso central, nervos periféricos, gânglios autonômicos e em células parietais gástricas, $M_2$ no miocárdio, $M_3$ em músculo liso intestinal, glândulas secretoras e endotélio vascular (neste caso liberando óxido nítrico), $M_4$ e $M_5$ no sistema nervoso central.

Os efeitos de agonistas nicotínicos também dependem de interação com diferentes subtipos de receptores, todos eles acoplados a canais iônicos, e que podem ser encontrados na placa motora de músculos esqueléticos (subtipo $N_M$) e em neurônios (subtipo $N_N$) (Fig. 6.10).

As ações da Ac em diferentes células excitáveis estão esquematizadas na Figura 6.11. No músculo esquelético, a Ac é liberada para discreta porção da membrana pós-sináptica onde se

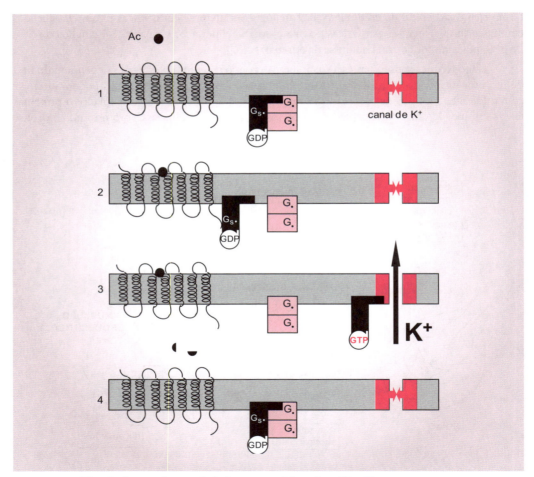

**FIGURA 6.9** • Ativação de receptores colinérgicos muscarínicos do subtipo $M_2$.

encontram os receptores colinérgicos $N_M$ (região subsináptica). Após a interação com o receptor, observa-se aumento simultâneo das condutâncias da membrana subsináptica a $Na^+$ e $K^+$, abrindo-se os respectivos canais por cerca de 1 ms. Neste curto período inicia-se o potencial de placa motora (ppm), excitatório e não propagável, que, atingindo o limiar da membrana extrajuncional (não subsináptica e sem receptores), dispara o potencial de ação muscular (PAM) propagado, que inicia o processo de contração muscular. Em tecido condutor cardíaco, a combinação da Ac com os receptores colinérgicos $M_2$ aumenta a condutância da membrana celular aos íons $K^+$, o

**FIGURA 6.10** • Esquema de receptor nicotínico visto antes (*à esquerda*) e depois (*à direita*) da ligação da acetilcolina com seu receptor.

**FIGURA 6.11** • Alterações do potencial de membrana de diferentes efetores produzidas pela estimulação de nervos colinérgicos. Ac, acetilcolina; PEPS, potencial excitatório pós-sináptico; PIPS, potencial inibitório pós-sináptico; PAN e PAM, potenciais de ação de nervo e músculo, respectivamente.

que resulta em hiperpolarização da membrana pós-juncional. Consequentemente, a frequência nodal e a velocidade de condução diminuem e o período refratário aumenta. Em células lisas do intestino a Ac produz potenciais excitatórios e aumento da frequência de potenciais espontâneos, associados ao aumento da concentração intracelular de $Ca^{2+}$.

Na Tabela 6.2 estão as estruturas de alguns colinomiméticos, indicando-se suas atividades muscarínicas (M) e/ou nicotínicas (N). Indica-se, também, a resistência relativa desses compostos à ação da colinesterase. Note-se que a presença de grupamento carbâmico (–COONH$_2$) nos ésteres da colina resulta compostos com resistência às colinesterases maior do que a da Ac.

---

**Tabela 6.2. Estruturas químicas de alguns colinomiméticos. Estão indicadas atividades muscarínica (M), nicotínica (N) e sensibilidade à colinesterase (SC)**

| ESTRUTURAS | NOME | M | N | SC |
|---|---|---|---|---|
| | ACETILCOLINA | ++ | ++ | +++ |
| | MECOLIL | ++ | + | ++ |
| | CARBACOL | ++ | ++ | + |
| | BETANECOL | ++ | – | + |
| | MUSCARINA | ++ | – | – |
| | PILOCARPINA | ++ | + | – |
| | ARECOLINA | ++ | + | – |
| | McN-A-343 | ++ | – | – |
| | OXOTREMORINA | ++ | – | – |
| | NICOTINA | – | ++ | – |

Capítulo 6 • *Farmacologia da Transmissão Colinérgica*

A administração sistêmica de colinomiméticos muscarínicos produz efeitos semelhantes aos da estimulação do SPS e do SS colinérgico. Tais efeitos incluem (Tabela 6.1) miose, vasodilatação, bradicardia, contração da musculatura lisa gastrintestinal, do trato urinário, dos brônquios e dos bronquíolos, relaxamento de esfíncteres anal e vesical, aumento de secreções lacrimal, traqueobrônquica, salivar, digestiva e sudorípara. Alguns desses efeitos têm interesse clínico (Tabela 6.3). A acetilcolina, no entanto, não tem emprego terapêutico devido à sua ação difusa e rápida metabolização.

Os colinomiméticos nicotínicos têm efeitos complexos e imprevisíveis, uma vez que podem atuar sobre gânglios do SS e do SPS. Além disso, como particularidade das sinapses nicotínicas, altas concentrações plasmáticas ou a sucessiva repetição de baixas doses desses agentes podem produzir bloqueio da transmissão por despolarização persistente, fenômeno descrito em gânglios e placa motora. Os agonistas nicotínicos não têm emprego terapêutico. O decametônio, que atua apenas na placa motora, tem emprego clínico como bloqueador neuromuscular por despolarização persistente.

## Anticolinesterásicos

Este grupo é constituído por drogas cuja ação principal é a inibição da colinesterase. Como resultado, aumenta o efeito da estimulação nervosa colinérgica e potencializa as ações da Ac exógena. A maioria dos anticolinesterásicos usados em terapêutica inibe os dois tipos de colinesterases, mas são discretamente mais potentes em inibir a pseudocolinesterase. Dependendo da estabilidade de sua ligação com a enzima, são classificados em reversíveis e irreversíveis.

Entre os *anticolinesterásicos reversíveis* (Tabela 6.4) dispõe-se de dois alcaloides de origem vegetal: a *fisostigmina* (eserina) e a *galantamina*. A fisostigmina é uma amina terciária que atravessa a barreira hematoencefálica com relativa facilidade. A partir dela foram obtidos derivados sintéticos contendo radical amônio quaternário, o que dificulta a entrada da droga no SNC. A maioria dos anticolinesterásicos reversíveis tem radical carbâmico na molécula e diferem entre si pela potência e duração do efeito farmacológico.

O efeito anticolinesterásico baseia-se na interação droga-enzima por tempo superior ao da interação Ac-enzima, permitindo que moléculas de Ac se acumulem na biofase, aumentando a

| Tabela 6.3. Usos clínicos dos acetilcolinomiméticos | |
|---|---|
| **DROGA** | **USO TERAPÊUTICO** |
| Metacolina | Eventualmente usada no diagnóstico de intoxicação atropínica |
| Carbacol | Ocasional uso tópico na terapêutica do glaucoma de ângulo aberto |
| Betanecol | Uso ocasional no tratamento da distensão abdominal pós-operatória e da atonia gástrica pós-vagotomia. Útil em alguns casos de megacólon congênito, reflexo esofágico, retenção urinária não obstrutiva |
| Pilocarpina | Tratamento do glaucoma de ângulo aberto. Redução da midríase produzida por atropínicos (uso tópico). Tratamento da xerostomia na síndrome de Sjögren. Potente diaforético (produção de suor) |

## Tabela 6.4. Estruturas químicas de anticolinesterásicos reversíveis

**FISOSTIGMINA**

**EDROFÔNIO**

**NEOSTIGMINA**

**PIRIDOSTIGMINA**

**RIVASTIGMINA**

**DONEZEPIL**

probabilidade da interação Ac-receptor colinérgico. O *edrofônio*, por exemplo, liga-se ao resíduo histidina do sítio esterásico da enzima por ponte de H, enquanto seu nitrogênio quaternário é atraído pelo sítio aniônico (Fig. 6.12). Essas ligações são frágeis e, após alguns minutos, o edrofônio dissocia-se da enzima sem sofrer hidrólise.

A *neostigmina* liga-se mais fortemente à enzima (Fig. 6.13) e dela se dissocia após sofrer hidrólise, processo que pode demorar de 15 a 30 minutos. O conceito de reversibilidade, neste caso, é restrito à capacidade que moléculas residuais de enzima têm de hidrolisar o neurotransmissor. Doses muito elevadas de neostigmina podem reduzir drasticamente a quantidade de enzima livre. Como consequência, moléculas de Ac podem se "religar" ao receptor, prolongando o potencial pós-juncional e alterando o sincronismo entre potencial de ação do nervo e resposta da célula efetora. Em sinapses nicotínicas, esse fenômeno caracteriza o chamado *bloqueio por despolarização persistente*. Assim, em músculos esqueléticos e gânglios autonômicos, doses terapêuticas de neostigmina potenciam a neurotransmissão, enquanto doses altas produzem franca paralisia da sinapse.

Anticolinesterásicos reversíveis mais recentemente disponíveis incluem a galantamina, a *rivastigmina* e o *donezepil*. Além dos efeitos periféricos similares aos dos demais compostos do grupo, essas drogas atravessam a barreira hematoencefálica e exercem efeitos também no sistema nervoso central. Por esse motivo, são empregadas no tratamento da doença de Alzheimer, caracterizada por deficiência de neurônios colinérgicos em áreas subcorticais.

O grupo dos *anticolinesterásicos irreversíveis* é composto pelos *organofosforados* (Tabela 6.5), que incluem o diisopropilfluorofosfato (DFP), agentes usados como arma química na Segunda Guerra Mundial (Tabun®, Sarin®, Soman®) e inseticidas usados em agricultura (Parathion®, Malathion®).

**FIGURA 6.12** • Interação do edrofônio com a colinesterase (esquema).

**FIGURA 6.13** • Interação da neostigmina com a colinesterase (esquema).

Os organofosforados têm elevada lipossolubilidade, penetrando no organismo através da pele, mucosas e epitélio respiratório, o que exige uso de máscara e roupa protetora durante sua manipulação. A interação do organofosforado com a colinesterase ocorre no sítio esterásico, onde se estabelece a fosforilação do resíduo serina, como no exemplo do DFP (Fig. 6.14). A hidrólise da enzima fosforilada pode durar horas a dias, dependendo do organosfosforado. Assim, doses excessivas (intoxicação aguda) ou a frequente exposição (intoxicação crônica) tem efeitos cumulativos, promovendo inicialmente intensa exacerbação do SPS ou, nos casos mais graves, paralisia da transmissão em sinapses nicotínicas, além de intensos efeitos sobre o SNC. No caso

## Tabela 6.5. Estruturas químicas dos organofosforados

**Diisopropilfluorofosfato (DFP)**

**Soman®**

**Tabun®**

**Sarin®**

**Parathion®**

**Malathion®**

**FIGURA 6.14** • Interação do diisopropilfluorofosfato com a colinesterase (esquema).

da intoxicação crônica, é possível a ocorrência de *"envelhecimento"* da enzima (perda de radical alquila), condição que reforça ainda mais sua ligação com organofosforados e dificulta tentativas de se recuperar a enzima.

Para reverter o bloqueio enzimático por organofosforados há *reativadores da colinesterase (oximas)*, das quais dispomos no Brasil da *pralidoxima*. Esta droga contém nitrogênio quaternário, que é atraído pelo sítio aniônico da enzima e se direciona ao grupo fosforil do organofosforado. Estabelecido novo complexo (Fig. 6.15), a ligação entre fósforo e serina é enfraquecida e a enzima é reativada. A pralidoxima não atravessa a barreira hematoencefálica, tornando negligível sua ação reativadora no SNC.

O efeito dos anticolinesterásicos é observado em todas as sinapses colinérgicas. Portanto, exacerbam os efeitos muscarínicos e nicotínicos da Ac, tanto a exógena quanto a liberada por estimulação de nervos colinérgicos. A contração muscular no trato gastrintestinal, bexiga, ureteres e árvore respiratória é aumentada por anticolinesterásicos. Igualmente, estimulam a secreção em glândulas salivares, lacrimais, sudoríparas e gastrintestinais. A transmissão em músculos esqueléticos é facilitada. Os efeitos cardiovasculares são complexos, mas predominam bradicardia e queda do débito cardíaco. Desses efeitos, têm interesse terapêutico os indicados na Tabela 6.6. Anticolinesterásicos que apresentam grupamento amônio quaternário podem ainda exercer efeito acetilcolinomimético por interação com o receptor colinérgico.

O uso frequente e inadequado de organofosforados favorece a ocorrência de inúmeros casos de intoxicação. No quadro agudo, são exuberantes os sinais e sintomas decorrentes da estimulação do SPS: miose, visão reduzida, espasmo ciliar, sialorreia, hipersecreção brônquica,

**FIGURA 6.15** • Mecanismo da reativação pela pralidoxima da colinesterase inibida pelo diisopropilfluorofosfato (esquema).

## Tabela 6.6. Usos terapêuticos dos anticolinesterásicos

| USO | DROGA |
|---|---|
| Íleo paralítico<br>Atonia vesical | Neostigmina (VO ou parenteral) |
| Glaucoma primário | Neostigmina, demecário (uso tópico) |
| Miastenia *gravis* | Edrofônio (IV, fim diagnóstico)<br>Neostigmina, piridostigmina (VO) |
| Antagonismo de bloqueio induzido por atropínicos, ganglioplégicos ou curarizantes | Neostigmina (IV) |

broncoconstrição, náuseas, vômitos, cólicas intestinais, diarreia, sudorese e hipotensão arterial. Fasciculações e tremores musculares acompanham o quadro em decorrência de acúmulo de Ac na placa motora de músculos esqueléticos. Nas intoxicações graves, pode-se chegar à paralisia neuromuscular e efeitos centrais que levam à convulsão e ao coma. Bloqueio dos efeitos parassimpatomiméticos com *atropina* e reativação da colinesterase com *pralidoxima* é a terapêutica indicada. Essa terapêutica, no entanto, não controla todos os efeitos centrais do anticolinesterásico, particularmente quando convulsões estão presentes e podem, rapidamente, evoluir para um quadro de *status epilepticus*, que contribui para danos neuronais irreversíveis. Neste caso, o uso de anticonvulsivantes torna-se necessário, sendo o diazepam o mais frequentemente recomendado.

## BLOQUEADORES DA TRANSMISSÃO COLINÉRGICA

Os bloqueadores da transmissão colinérgica também são classificados em drogas de ação pré-sináptica e drogas de ação pós-sináptica.

### Bloqueadores que atuam sobre o terminal nervoso

Os agentes que bloqueiam a transmissão colinérgica agindo sobre o terminal nervoso estão indicados na Figura 6.16 e são ativos sobre todas as sinapses colinérgicas. A *toxina botulínica* (produzida pelo *Clostridium botulinum*) liga-se a proteínas da vesícula sináptica (sinaptobrevina) e da zona de fusão na membrana do terminal nervoso (sintaxina), impedindo a ancoragem das vesículas sinápticas e a consequente exocitose. Administrada localmente, a toxina botulínica (Botox®) tem sido usada no controle do blefaroespasmo ocular e do estrabismo, espasmos do esfíncter esofágico inferior (acalasia) e distonias oromandibular ou cervical. A morfina, analgésico potente, reduz a liberação de Ac em plexos mioentéricos. O vesamicol inibe o transporte de Ac para dentro das vesículas sinápticas.

O excesso de íons $Mg^{2+}$ reduz a liberação de neurotransmissor à custa de competição com o mecanismo da membrana do terminal nervoso que garante o influxo de $Ca^{2+}$. Altas concentrações plasmáticas de antibióticos aminoglicosídeos (estreptomicina, canamicina, neomicina, gentamicina, amicacina, tobramicina etc.) têm ação similar à do excesso de íons $Mg^{2+}$. Em ambos os casos, o simples aumento da concentração extracelular de $Ca^{2+}$ permite remover o bloqueio.

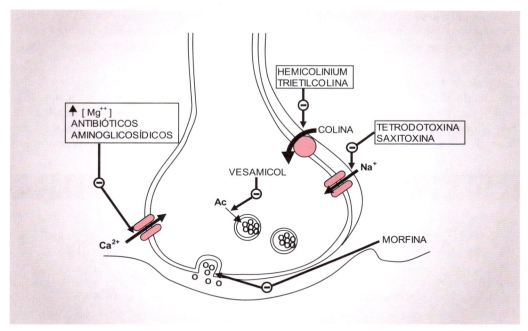

**FIGURA 6.16** • Agentes de ação pré-sináptica que inibem a transmissão colinérgica.

## Bloqueadores que atuam sobre o receptor colinérgico

As drogas que bloqueiam a transmissão colinérgica interagindo com o receptor colinérgico são classificadas em:

a) *Estabilizadores de membrana* (adespolarizantes ou competitivos), que podem atuar (seletivamente ou não) em sinapses muscarínicas ou nicotínicas. Drogas deste grupo têm afinidade pelo receptor colinérgico, mas são destituídas de atividade intrínseca. O bloqueio resultante pode ser antagonizado pelo simples aumento da concentração de Ac na fenda sináptica, o que é conseguido com o uso de anticolinesterásico.

b) *Despolarizantes persistentes* de membranas celulares, representados por altas doses de agonistas nicotínicos, altas doses de Ac após anticolinesterásico ou altas doses de anticolinesterásico. Drogas como a succinilcolina e o decametônio são despolarizantes persistentes mesmo em baixas concentrações. Ao contrário da classe anterior, estas drogas têm afinidade pelo receptor colinérgico e exibem atividade intrínseca.

## Bloqueadores de sinapses muscarínicas (atropínicos, parassimpatolíticos ou anticolinérgicos)

Este grupo é representado por substâncias naturais e sintéticas capazes de bloquear os efeitos da estimulação do SPS e, mais eficazmente, os efeitos de agonistas muscarínicos (Tabela 6.7). A mais conhecida do grupo é a *atropina*, alcaloide extraído da *Atropa belladona*. Outro atropínico de origem vegetal é a *escopolamina* (hioscina), obtida da *Scopolia carniolica* e da *Hyoscyamus niger*.

Ambas são aminas terciárias e produzem efeitos periféricos e centrais. Atropínicos derivados de amônio quaternário como a *butilescopolamina* e a *propantelina* têm ação restrita à periferia, são pouco absorvidos pelo trato gastrintestinal e exercem também atividade antinicotínica ganglionar.

Os efeitos farmacológicos dos atropínicos equivalem aos da exacerbação dos efeitos da estimulação do SS (ver Tabela 6.1). Assim, observa-se midríase, cicloplegia (perda da acomodação visual), taquicardia, relaxamento da musculatura lisa gastrintestinal, vesical e ureteral (efeito *antiespasmódico*), broncodilatação, aumento do tônus esfinctérico vesical, redução das secreções lacrimal, salivar, digestiva, brônquica, nasal e sudorípara. Além desses efeitos, os atropínicos

## Tabela 6.7. Estruturas químicas de alguns antimuscarínicos

Capítulo 6 • *Farmacologia da Transmissão Colinérgica*

**63**

derivados de amônio quaternário produzem vasodilatação (como resultado do bloqueio de gânglios simpáticos) e, como consequência, queda da pressão arterial, principalmente quando administrados por via intravenosa. Desses efeitos, têm interesse terapêutico os indicados na Tabela 6.8. O estímulo do sistema parassimpático produz broncodilatação e aumenta a secreção de muco via interação da acetilcolina com receptores colinérgicos muscarínicos $M_3$. O *tiotrópio* é seletivo para brônquios (dissociação lenta de receptores $M_1$ e $M_3$, dissociação rápida de receptores $M_2$). O *ipratrópio* é não seletivo para brônquios, mas tem baixa atividade mucociliar na árvore respiratória, promovendo broncodilatação com baixa ocorrência de acúmulo de secreções em vias aéreas.

### Tabela 6.8. Usos terapêuticos de antimuscarínicos

| SITUAÇÃO CLÍNICA | DROGA | FINALIDADE | LIMITAÇÕES |
|---|---|---|---|
| Úlcera péptica | Propantelina Pirenzepina | Redução da acidez e motilidade gástricas | Pouco eficazes na redução da acidez gástrica; produzem secura da boca, cicloplegia, fotofobia e dificuldade para urinar |
| Síndrome do cólon irritável | Qualquer atropínico | Reduz o tono intestinal | Eficácia discutível |
| Antiespasmódico | Flavoxato Oxibutinina Tolterodina | Relaxamento da musculatura dos tratos gastrintestinal e biliar, e do ureter | |
| Uso oftalmológico | Ciclopentolato Tropicamida | Midríase e cicloplegia de curta duração | Glaucoma agudo (particularmente com atropina ou escopolamina) |
| Uso pré-anestésico | Atropina | Redução da salivação e secreção brônquica Redução do reflexo vagal | |
| Uso na descurarização | Atropina | Evitar efeitos muscarínicos do acúmulo de acetilcolina provocado por anticolinesterásico | |
| Cólicas renais | Butilescopolamina | Redução da motilidade ureteral | Eficácia discutível |
| Parkinsonismo e efeitos extrapiramidais de antipsicóticos | Tri-hexifenidil Biperideno | | |
| Xerostomia Doença pulmonar obstrutiva crônica | Tiotrópio (seletivo para brônquios) Ipatrópio (não seletivo) | | |

## Bloqueadores adespolarizantes de sinapses nicotínicas ganglionares

Este grupo, também denominado ganglioplégicos, inclui drogas capazes de se ligar ao receptor nicotínico (ou seu canal iônico) de gânglios (Tabela 6.9).

O *trimetafan*, infundido continuamente por via endovenosa, produz queda controlada da pressão arterial, que pode ser de interesse na redução de hemorragia durante cirurgias.

Os ganglioplégicos foram muito usados no tratamento da hipertensão arterial idiopática grave e da crise hipertensiva. O *tetraetilamônio*, ganglioplégico de ação curta, tem também efeito liberador de Ac (ver Fig. 6.7). A associação desses mecanismos justificou o emprego do tetraetilamônio no diagnóstico do feocromocitoma (tumor da medular da suprarrenal) e no prognóstico de eventual vantagem da simpatectomia cirúrgica no tratamento de doenças vasculares periféricas.

Em geral, os ganglioplégicos atuam sobre gânglios do SS e SPS (local indiscriminado de ação). Desse modo, seus efeitos farmacológicos são complexos e dependem do tono autonômico predominante em cada órgão efetor (Tabela 6.10). Em decorrência, seus usos terapêuticos são bastante limitados.

## Bloqueadores adespolarizantes da junção neuromuscular (curarizantes ou estabilizadores de membrana)

Este grupo inclui alcaloides naturais e drogas sintéticas que se ligam de modo reversível a receptores colinérgicos da placa motora. A droga mais conhecida do grupo é a *d-tubocurarina*,

### Tabela 6.9. Estruturas químicas de ganglioplégicos

# Tabela 6.10. Predominância do tono autonômico e consequentes efeitos dos ganglioplégicos

| ÓRGÃO EFETOR | TONO PREDOMINANTE | EFEITO DE GANGLIOPLÉGICO |
|---|---|---|
| Coração | Parassimpático | Taquicardia |
| Íris | Parassimpático | Midríase |
| Músculo ciliar | Parassimpático | Cicloplegia |
| Trato gastrintestinal | Parassimpático | Redução da motilidade |
| Bexiga urinária | Parassimpático | Retenção urinária |
| Glândula salivar | Parassimpático | Boca seca |
| Glândula sudorípara | Simpático colinérgico | Pele seca |
| Arteríolas | Simpático adrenérgico | Vasodilatação |

alcaloide extraído do curare e usado por indígenas sul-americanos para envenenar flechas e facilitar a caça de animais. O curare é extraído de plantas das espécies *Strychnos* e *Chondrodendron*. A d-tubocurarina foi usada clinicamente pela primeira vez em 1942 como relaxante muscular.

Além de bloqueadores neuromusculares, alguns curarizantes liberam histamina e atuam como ganglioplégicos de local de ação indiscriminado (caso da d-tubocurarina ou de ação antimuscarínica ($M_2$) sobre sinapses vagais cardíacas (caso da galamina e, com menor relevância, do pancurônio). As ações extraneuromusculares da d-tubocurarina explicam seu acentuado efeito hipotensor arterial e sua contraindicação em indivíduos asmáticos. A ação antimuscarínica da galamina explica a taquicardia que acompanha seu efeito relaxante muscular. O efeito da d-tubocurarina dura 80 a 120 min, o do pancurônio dura 120 a 180 min. Os novos curares têm duração de efeito mais curta, como são os casos do *rocurônio*, *atracúrio* e *vencurônio* (30 a 40 min) e do *mivacúrio* (12 a 18 min).

Os curarizantes não sofrem absorção intestinal importante. A d-tubocurarina e a galamina são excretadas por via urinária sem sofrer metabolização, razão pela qual são contraindicadas para indivíduos portadores de insuficiência renal. Esse risco é menor com os demais curarizantes, particularmente com o atracúrio.

O principal uso clínico dessas drogas é a produção de relaxamento muscular, particularmente da parede abdominal. Desse modo, é possível reduzir a quantidade de anestésico necessária para garantir o plano anestésico necessário à cirurgia. É interessante observar que o bloqueio dos diversos grupos musculares se estabelece de modo sequencial. Após dose eficaz de curarizante, os primeiros músculos a relaxarem são os dos dedos e dos olhos, seguidos pelos dos braços, pescoço, tronco, intercostais, abdominais e, finalmente, o diafragma. Durante a recuperação (*descurarização*), a sequência é inversa. O bloqueio causado pelos curarizantes tem as características listadas na Tabela 6.12.

## Tabela 6.11. Estruturas químicas de alguns curarizantes

D-TUBOCURARINA

GALAMINA

ROCURÔNIO

PANCURÔNIO

ATRACÚRIO

## Tabela 6.12. Características do bloqueio neuromuscular induzido por curarizantes

1. O bloqueio não é precedido por ação estimulante

2. Ocorre fadiga neuromuscular durante estimulação nervosa de alta frequência

3. Ocorre recuperação parcial do bloqueio após estímulo de alta frequência (potenciação pós-tetânica)

4. O bloqueio é antagonizado por despolarizantes (Ac, succinilcolina ou decametônio), alta concentração de $K^+$, drogas que aumentam a liberação de Ac (adrenalina, 4-aminopiridina) ou anticolinesterásico

5. O bloqueio é reduzido pela queda da temperatura corporal

## Bloqueadores por despolarização persistente

Como já descrito anteriormente, várias vesículas contendo Ac lançam seu conteúdo para a fenda sináptica em decorrência da chegada de um potencial de ação conduzido pelo nervo motor (PAN). Grande quantidade de Ac interage com receptores da região subsináptica (quimiossensível), abrindo canais iônicos que permitem a rápida entrada de $Na^+$ e a concomitante saída de $K^+$, fatores que geram o potencial de placa motora (ppm), local e não propagado (restrito à região subsináptica). O ppm funciona como estímulo para a geração do potencial de ação muscular (PAM) que, ao se propagar pelo sarcolema, deflagra o mecanismo de contração muscular. Toda essa sequência tem duração extremamente curta graças à rápida hidrólise da Ac, que impede sua reinteração do mediador com o receptor colinérgico. Se a hidrólise de Ac for impedida, a reinteração torna-se possível e, como consequência, aumenta a duração do ppm. Novos PAN liberarão Ac que encontrarão a membrana pós-sináptica parcialmente despolarizada e, portanto, impossibilitada de gerar corrente suficiente para garantir os correspondentes PAM.

Uma vez que o PAM gerado pelo estímulo inicial complete a contração muscular, o sarcolema adjacente à membrana subsináptica retorna à polaridade de repouso. Como a região subsináptica ainda não se repolarizou, surge uma zona de negatividade relativa (no sarcolema adjacente à placa motora) que passa a funcionar como um eletrodo catódico. Quanto maior a duração da despolarização, mais corrente elétrica é absorvida por esta zona. Não sendo suficiente para gerar novo PAM, a zona de negatividade mantém aumentada a condutância tanto de canais de $Na^+$ quanto de $K^+$, até que ocorre a inativação da corrente de $Na^+$ e, assim, persiste apenas a corrente de $K^+$. Impede-se, assim, que a placa motora despolarizada persistentemente mantenha a musculatura permanentemente em contração.

O quadro de despolarização persistente ocorre também em sinapses ganglionares e pode ser desencadeado pela Ac em situações extremas (como na intoxicação grave por organofosforados), ou doses altas de agonistas nicotínicos. Drogas como a *succinilcolina* e o *decametônio* (apenas na placa motora), entretanto, são despolarizantes persistentes mesmo em baixas doses (Tabela 6.13).

O efeito dessas drogas ocorre em duas fases. Na primeira fase estimulam a placa motora de modo semelhante ao da Ac, o que resulta em rápida contração da fibra muscular correspondente. Como são mais resistentes à colinesterase do que o neurotransmissor, a despolarização

---

### Tabela 6.13. Estrutura química de despolarizantes persistentes

$(H_3C)_3 - N - (CH_2)_{10} - N - (CH_3)_3$

DECAMETÔNIO

$(H_3C)_3 - \overset{+}{N} - CH_2 - CH_2 - O - \overset{\overset{O}{\|}}{C} - CH_2$
$(H_3C)_3 - \overset{+}{N} - CH_2 - CH_2 - O - \underset{\underset{O}{\|}}{C} - CH_2$

SUCCINILCOLINA

inicial persiste por tempo maior do que a gerada pela Ac. Desse modo, a Ac liberada por PAN subsequentes não produzirá a contração muscular correspondente, uma vez que a placa motora continua parcialmente despolarizada.

Estruturalmente, a succinilcolina equivale a duas moléculas de AC. Em circulação, a succinilcolina sofre hidrólise catalisada pela pseudocolinesterase. Dada sua semelhança com o neurotransmissor, interage com receptores nicotínicos produzindo despolarização persistente de curta duração (cerca de 5 minutos). Por esse motivo, é usada para o relaxamento da musculatura do pescoço, facilitando a intubação endotraqueal. Após a hidrólise inicial, a succinilcolina é transformada em succinilmonocolina, que mantém fracas ações agonistas muscarínica e nicotínica ganglionar. Somadas ao bloqueio ganglionar, essas ações favorecem a ocorrência de bradicardia e queda da pressão arterial, seguidas de taquicardia e discreta hipertensão arterial.

Devido à curta duração de efeito, a succinilcolina não é usada para garantir relaxamento muscular duradouro. Para tal finalidade, essa droga deveria ser administrada por infusão contínua, procedimento que tem como inconvenientes: (1) dor muscular pós-cirúrgica, consequente à fasciculação muscular produzida pelo efeito despolarizante inicial da droga; e (2) perda de grandes quantidades de $K^+$ pela musculatura (em troca de $Na^+$, $Cl^-$ e $Ca^{2+}$), desencadeando quadro de hiperpotassemia. O efeito bloqueador da succinilcolina desaparece espontaneamente à medida que é metabolizada. Seu uso é particularmente problemático em pacientes com colinesterase atípica ou deficiência genética na produção dessa enzima.

Ocasionalmente, a injeção endovenosa de succinilcolina em indivíduos anestesiados por halotano pode desencadear rápido e grave aumento da temperatura corporal acompanhada de contratura muscular, acidose metabólica e taquicardia (quadro denominado *hipertermia maligna*). A contratura muscular neste caso pode ser controlada pelo uso de *dantrolene*, droga que reduz a disponibilidade citoplasmática de íons $Ca^{2+}$ por bloqueio da liberação desses íons a partir do retículo sarcoplasmático.

O decametônio produz efeitos semelhantes aos da succinilcolina, mas não atua em gânglios nem sofre metabolização. Na Tabela 6.14 estão resumidas as características do bloqueio por despolarização persistente.

Em anfíbios e aves são encontrados grandes contingentes musculares com fibras multinervadas. Em contraste com a maioria dos músculos de mamíferos (de inervação focal), esses animais apresentam diversas placas motoras por fibra muscular. Caracteristicamente, esses músculos respondem com contratura à administração de agonistas nicotínicos. Assim, o bloqueio por

| Tabela 6.14. Características do bloqueio neuromuscular induzido por despolarização persistente |
| --- |
| 1. O bloqueio é precedido por ação estimulante da droga (fasciculação) |
| 2. Não se observa fadiga durante estimulação de alta frequência |
| 3. Não se observa potenciação pós-tetânica |
| 4. O bloqueio é acentuado por despolarização ou anticolinesterásico |
| 5. O bloqueio pode ser antagonizado por doses subparalizantes de agentes curarizantes |
| 6. O bloqueio é acentuado pela queda da temperatura corporal |

despolarizante persistente em mamíferos é caracterizado por paralisia muscular flácida, enquanto aves e anfíbios exibem paralisia espástica após os mesmos bloqueadores. O fenômeno de contratura em mamíferos após despolarizante persistente pode ser constatado na musculatura extrínseca do olho ou em músculos desnervados.

## Bibliografia

Bevan DR. Recovery from neuromuscular block and its assessment. Anesth Analg 2000;90(Suppl):S7-13.

Bowman WC. Neuromuscular block. Br J Pharmacol 2006;147(Suppl 1):S277-286.

Brazil OV, Corrado AP. The curariform action of streptomycin. J Pharmacol Exp Ther 1957;120:452-459.

Caulfield MP. Muscarinic receptors – characterization, coupling and function. Pharmacol Ther 1993;58:319-379.

Corrado AP, de Morais IP, Prado WA. Aminoglycoside antibiotics as a tool for the study of the biological role of calcium ions. Historical overview. Acta Physiol Pharmacol Latinoam 1989;39:419-430.

de Boer HD. Neuromuscular transmission: new concepts and agents. J Crit Care 2009;24:36-42.

D'hoedt D, Bertrand D. Nicotinic acetylcholine receptors: an overview on drug discovery. Expert Opin Ther Targets 2009;13:395-411.

Donati F. Neuromuscular blocking drugs for the new millennium: current practice, future trends – comparative pharmacology of neuromuscular blocking drugs. Anesth Analg 2000;90(Suppl):S2-6.

Eddleston M, Buckley NA, Eyer P, Dawson AH. Management of acute organophosphorus pesticide poisoning. Lancet 2008;371:597-607.

Eglen RM. Muscarinic receptor subtype pharmacology and physiology. Prog Med Chem 2005;43:105-36.

Hoffman BB, Taylor P. Neurotransmission: the autonomic and somatic motor nerve systems. In Goodman and Gilman's The Pharmacological Basis of Therapeutics. Hardman JG, Limbird LE, Gilman AG (eds.). The McGraw-Hill Companies, Inc., USA, 2001; pp. 115-154.

Ishii M, Kurachi Y. Muscarinic acetylcholine receptors. Curr Pharm Des 2006;12:3573-3581.

Martyn JA, Fagerlund MJ, Eriksson LI. Basic principles of neuromuscular transmission. Anaesthesia 2009; 64(Suppl 1):1-9.

Moulton BC, Fryer AD. Muscarinic receptor antagonists, from folklore to pharmacology; finding drugs that actually work in asthma and COPD. Br J Pharmacol 2011;163:44-52.

Perry HM Jr. The evolution of antihypertensive therapy. Am J Cardiol 1985;56:75H-80H.

Srivastava A, Hunter JM.Reversal of neuromuscular block. Br J Anaesth 2009;103:115-29.

Verderio C, Rossetto O, Grumelli C, Frassoni C, Montecucco C, Matteoli M. Entering neurons: botulinum toxins and synaptic vesicle recycling. EMBO Rep 2006;7:995-999.

Waud DR. Pharmacological receptors. Pharmacol Rev 1968;20:49-88.

# 7 Farmacologia da Transmissão Adrenérgica

## INTRODUÇÃO

Denomina-se transmissão adrenérgica a passagem de estímulos nervosos por sinapses à custa da liberação de *noradrenalina* (NAd). Os neurônios que liberam NAd são chamados *neurônios noradrenérgicos*, e existem tanto no sistema nervoso central (SNC) quanto no periférico. A NAd e a *dopamina* (liberada por *neurônios dopaminérgicos* encontrados no SNC e em gânglios autonômicos) e a *adrenalina* (Ad, liberada por neurônios adrenérgicos do SNC e células da zona medular da adrenal) são classificadas como *catecolaminas*. Com frequência, noradrenalina e adrenalina são denominadas *norepinefrina* e *epinefrina*, respectivamente.

## SÍNTESE DE CATECOLAMINAS

A síntese de catecolaminas (Fig. 7.1) se inicia com a captação ativa do aminoácido essencial *L-tirosina* do meio extracelular para o citoplasma de terminações ou varicosidades noradrenérgicas, de terminais dopaminérgicos ou de células cromafins da medular da adrenal. Uma vez no citoplasma, a L-tirosina é hidroxilada em reação química lenta catalisada pela enzima citosólica *tirosina-3-hidroxilase* e que utiliza tetra-hidrobiopterina como cofator. Dessa reação resulta a diidroxifenilalanina (DOPA) que, ainda no citoplasma, é descarboxilada pela enzima citosólica *dopa-descarboxilase*, resultando a *dopamina*. A maior parte das moléculas de dopamina é ativamente transportada para o interior de vesículas citoplasmáticas de armazenamento à custa de bomba de íons H$^+$ dependente de ATP, que troca uma molécula da dopamina por dois íons H$^+$. Em terminais dopaminérgicos a síntese se encerra nesse passo, com a dopamina no interior das vesículas já pronta para posterior liberação. Em terminais ou varicosidades noradrenérgicas e em células cromafins da

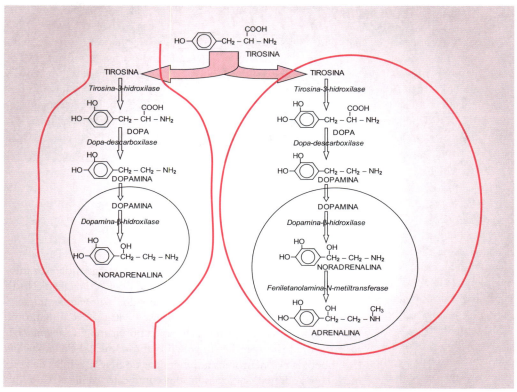

**FIGURA 7.1** • Síntese de noradrenalina em varicosidades simpáticas ou terminais nervosos noradrenérgicos (*à esquerda*) e de adrenalina em célula da medular adrenal ou terminal nervoso adrenérgico (*à direita*).

adrenal a dopamina sofre hidroxilação da cadeia lateral, transformando-se em NAd. Nesta reação a catálise é feita pela *dopamina-β-hidroxilase*, enzima encontrada na forma solúvel no interior da vesícula e, em sua maior parte, ligada à membrana vesicular. Na maioria das células cromafins da adrenal e em terminais adrenérgicos do SNC, a NAd sofre metilação da cadeia lateral, dando origem à adrenalina (Ad), reação catalisada pela *feniletanolamina-N-metiltransferase*, enzima que na adrenal é ativada por corticoides produzidos pela região cortical da glândula. Desta cadeia de síntese, a reação mais lenta é a passagem de L-tirosina a DOPA que, por isso, é considerada *o passo limitante da síntese de catecolaminas*.

## LIBERAÇÃO DE CATECOLAMINAS

As catecolaminas são liberadas por exocitose, processo que depende do influxo de $Ca^{2+}$. Em terminais nervosos ou varicosidades, a exocitose é ativada pela estimulação nervosa. Na medular da adrenal a acetilcolina liberada pelo nervo esplâncnico interage com receptores nicotínicos da membrana de células cromafins, provocando a exocitose. Moléculas de catecolaminas poderão, ainda, ser deslocadas de vesículas em direção ao citoplasma e deste para o meio extracelular em resposta à ação de algumas drogas (ver adiante).

## DESTINO DAS CATECOLAMINAS

As catecolaminas são armazenadas no interior de vesículas citoplasmáticas. Uma vez liberadas, poderão interagir com receptores pós-sinápticos, completando a neurotransmissão, ou com receptores pré-sinápticos, aumentando ou diminuindo a função do terminal nervoso ou da varicosidade. A maior parte das moléculas liberadas, antes ou após interação com tais receptores, é ativamente recaptada pelo terminal nervoso ou varicosidade por meio do mecanismo de transporte $Na^+$-dependente denominado *captação I*. Uma vez no citoplasma, a catecolamina será parcialmente metabolizada pela monoaminoxidase (MAO) ou captada para o interior das vesículas citoplasmáticas. Em um momento qualquer, portanto, é possível encontrar catecolaminas em reserva vesicular (na forma livre ou ligada a ATP) e em reserva citoplasmática.

Moléculas de catecolaminas que escapam da captação I se difundem na fenda sináptica e sofrem a *captação II*, mecanismo que as transporta para tecidos extraneuronais. Em terminais noradrenérgicos a captação I tem alta afinidade por NAd e baixa afinidade por Ad, de modo que esta catecolamina sofre principalmente captação II. Moléculas de NAd ou Ad que se encontrem no citoplasma do terminal nervoso ou varicosidade sofrem deaminação catalisada pela MAO, resultando aldeído 3,4-diidroxifenilglicol (DOPGAL) que, em seguida, é reduzido a 3,4-diidroxifenilglicol (DOPEG) por aldeído redutase ou oxidado a ácido 3,4-diidroximandélico (DOMA) por aldeído desidrogenase. DOPEG e DOMA, sob ação da catecol-*O*-metiltransferase (COMT), dão origem aos compostos 3-metoxi-4-hidroxifeniletilenoglicol (MOPEG) e ácido 3-metoxi-4-hidroximandélico (VMA), respectivamente. Alternativamente, moléculas de noradrenalina ou de adrenalina sofrem a ação catalítica da COMT, resultando normetanefrina e metanefrina, respectivamente. Estes compostos sofrem, então, ação posterior da MAO, que os transforma em aldeído 3-metóxi-4-hidroximandélico (MOPGAL). O MOPGAL, em seguida, resultará MOPEG ou VMA em reações catalisadas por aldeído redutase ou aldeído desidrogenase, respectivamente. Na Figura 7.2 está resumido o metabolismo das catecolaminas citadas.

As enzimas citadas estão presentes em vários locais do organismo, incluindo o cérebro, o fígado e o rim. A MAO, que existe nas formas de isoenzimas MAO-A (presente em terminais monoaminérgicos e no intestino) e MAO-B (presente em plaquetas), é encontrada ligada à membrana da mitocôndria. No fígado são encontradas as duas formas. A COMT é enzima encontrada principalmente no citoplasma.

## INTERAÇÃO DE CATECOLAMINAS COM RECEPTORES

Catecolaminas podem tanto contrair quanto relaxar o músculo liso vascular, dependendo da dose e do agonista utilizado. A noradrenalina, por exemplo, contrai intensamente o músculo liso vascular e tem fraca atividade relaxante. A *isoprenalina* relaxa intensamente o músculo liso vascular e exerce discreta atividade contrátil. Já a adrenalina pode tanto contrair quanto relaxar o músculo liso vascular. Desta observação surgiu a noção de que existiriam *receptores* $\alpha$ e $\beta$ *adrenérgicos*, com os quais agonistas adrenérgicos interagiriam para promover efeito excitatório e inibitório, respectivamente (Ahlquist, 1948). Tal noção foi posteriormente corroborada pelo uso de antagonistas seletivos $\alpha$ (capazes de inibir apenas os efeitos excitatórios) e $\beta$ (capazes de inibir apenas efeitos inibitórios) adrenérgicos. Mais recentemente foi possível distinguir dois tipos de receptores $\alpha$ ($\alpha_1$ e $\alpha_2$) e seus respectivos subtipos ($\alpha_{1A}$, $\alpha_{1B}$ e $\alpha_{1D}$, e $\alpha_{2A}$, $\alpha_{2B}$ e $\alpha_{2C}$), e três tipos de receptores $\beta$ ($\beta_1$, $\beta_2$ e $\beta_3$).

**FIGURA 7.2** • Metabolismo da noradrenalina e da adrenalina.

Os receptores adrenérgicos pertencem à família de receptores acoplados à proteína G (Fig. 7.3). A interação com receptores $\alpha_1$ estimula fosfolipases C e D (via $G_q$) e fosfolipase $A_2$ (via $G_q$ e $G_i/G_o$), e possivelmente abrem canais de $Ca^{2+}$ (via $G_q$). A interação com receptores $\alpha_2$ (via $G_i$) inibe a adenilatociclase e abre canais de $K^+$, fecha canais de $Ca^{2+}$ dos tipos L e N (via $G_o$) e ativa fosfolipases C e $A_2$. A interação com qualquer dos tipos de receptores β ativa a proteína $G_s$, o que estimula a adenilatociclase e, consequentemente leva ao acúmulo de AMPc. No caso particular do receptor $β_1$, a ativação de $G_s$ abre canais de $Ca^{2+}$ do tipo L.

# CONTROLE PRÉ-SINÁPTICO DA TRANSMISSÃO ADRENÉRGICA

A membrana da varicosidade e a do terminal nervoso adrenérgico contém diversos receptores cuja ativação por agonistas pode modular a liberação do neurotransmissor. Nessa membrana foram evidenciados receptores pré-sinápticos $\alpha_2$ e β adrenérgicos, além de receptores colinérgicos nicotínicos e muscarínicos e de receptores para prostaglandinas e angiotensina. A ativação de receptores $\alpha_2$ ou β pré-sinápticos produzida por agonistas adrenérgicos reduz ou aumenta, respectivamente, a liberação de noradrenalina ou adrenalina (Fig. 7.4).

Capítulo 7 • **Farmacologia da Transmissão Adrenérgica**

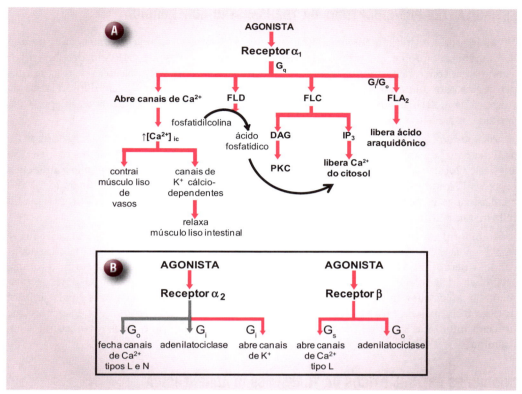

**FIGURA 7.3** • Alterações da função celular promovidas pela interação de agonistas adrenérgicos com receptores adrenérgicos dos tipos $\alpha_1$ (**A**) e $\alpha_2$ e $\beta$ (**B**). *Linhas azuis* indicam estímulo e *linhas cinzas* indicam inibição.

**FIGURA 7.4** • Controle da neurotransmissão adrenérgica. NAd, noradrenalina; $C_I$ e $C_{II}$, captação I e II, respectivamente; MAO, monoaminoxidase.

## ESTIMULANTES PRÉ-SINÁPTICOS DA TRANSMISSÃO ADRENÉRGICA

Aminas de ação indireta (*tiramina*) e de ação direta e indireta (*efedrina, anfetamina* e *metaraminol*) sofrem captação I e adentram o axoplasma do terminal nervoso ou varicosidade adrenérgica e competem com o neurotransmissor pelo mecanismo que transporte moléculas da reserva citoplasmática para o interior de vesículas. Desse modo, essas aminas promovem difusão facilitada e maciça de moléculas do neurotransmissor da reserva citoplasmática para a fenda sináptica. Na periferia, esse efeito corresponde a uma descarga do sistema simpático.

A captação I é mecanismo importante para o término da ação do neurotransmissor liberado à medida que, uma vez no axoplasma, fica exposto à ação da MAO. Drogas como a *cocaína* (um anestésico local) e alguns antidepressivos tricíclicos (p. ex., *amitriptilina* e *imipramina*) inibem a captação I. A inibição da captação I reduz a exposição do neurotransmissor já liberado à MAO axoplasmática e, desse modo, prolonga os efeitos da estimulação nervosa. As drogas citadas inibem, também, a captação de adrenalina, dopamina e serotonina.

Inibidores da MAO (*pargilina, nialamida, isoniazida, fenelzina, tranilcipromina, selegiline* e *moclobemida*) reduzem o metabolismo de catecolaminas na reserva citoplasmática, intensificando a neurotransmissão por noradrenalina, adrenalina, dopamina e, também, serotonina. Moclobemida e selegilina são inibidores seletivos das isoformas MAO-A e MAO-B, respectivamente, e pouco alteram os efeitos de aminas de ação indireta. As demais drogas citadas inibem as duas isoformas da MAO e intensificam o efeito de aminas de ação indireta. Pacientes que utilizam inibidores da MAO devem, por isso, evitar a ingestão de queijos e vinhos ricos em tiramina.

## INIBIDORES PRÉ-SINÁPTICOS DA TRANSMISSÃO ADRENÉRGICA

Diversas drogas reduzem a transmissão adrenérgica inibindo a síntese do neurotransmissor. A α-*metiltirosina* inibe a tirosina-3-hidroxilase, enzima que catalisa o passo limitante da síntese de catecolaminas (produção de DOPA a partir da tirosina).

A α-*metildopa* compete com a DOPA pela dopa-descarboxilase. Em consequência, α-metildopa sofre descarboxilação, adentra a vesícula de armazenamento como α-metildopamina, substância que por ação da dopamina-β-hidroxilase produz α-metil-noradrenalina. A α-metil-noradrenalina passa, então, a ser liberada por exocitose como um falso neurotransmissor. Menos potente do que a noradrenalina em receptores $\alpha_1$ adrenérgicos de vasos periféricos (promovendo vasoconstrição), a α-metil-noradrenalina parece atuar no SNC via receptores $\alpha_2$ (pré-sinápticos) no tronco cerebral, atenuando a ativação central do sistema simpático.

A *reserpina* é captada por terminais adrenérgicos via captação I, o que inicialmente pode aumentar a atividade do neurotransmissor já liberado. Uma vez no axoplasma, a reserpina liga-se à membrana de vesículas de armazenamento de catecolaminas tanto na periferia quanto no SNC. Após tal ligação, fica impedida a captação de dopamina e noradrenalina pela vesícula e, no caso de terminais noradrenérgicos e adrenérgicos, a posterior transformação de dopamina em noradrenalina. As catecolaminas, então, ficam no citoplasma expostas à ação da MAO. Como resultado final desses efeitos, ocorre *depleção* de catecolaminas. O efeito da reserpina altera, também, a transmissão serotoninérgica.

O *dissulfiram* é droga que inibe a dopamina-β-hidroxilase, promovendo depleção parcial de noradrenalina.

**FIGURA 7.5** • Drogas de ação pré-sináptica que interferem na neurotransmissão adrenérgica. AD, antidepressivos.

*Bretílio, guanetidina* e *guanadrel* reduzem a liberação de noradrenalina induzida por impulsos nervosos simpáticos. O bretílio inicialmente aumenta a liberação e, em seguida, inibe a captação I de noradrenalina. Guanadrel e guanetidina utilizam a captação I para adentrar o axoplasma e são, em seguida, captados para o interior de vesículas de armazenamento, deslocando o conteúdo vesicular de neurotransmissor em direção do axoplasma. Este efeito, inicialmente, desencadeia descarga de neurotransmissor do citoplasma para a fenda sináptica. Posteriormente, no entanto, ocorre depleção de neurotransmissor nas vesículas.

Estudos farmacológicos frequentemente se valem do uso da *6-hidroxidopamina*, neurotoxina específica para varicosidades e terminais catecolaminérgicos. Como essa droga não atravessa a barreira hematoencefálica, sua administração sistêmica promove o que foi chamado "simpatectomia química".

Na Figura 7.5 estão resumidas as drogas de ação pré-sináptica que interferem com a transmissão adrenérgica.

## ESTIMULANTES PÓS-SINÁPTICOS DA TRANSMISSÃO ADRENÉRGICA

As drogas de ação pós-sináptica que estimulam a transmissão adrenérgica são denominadas *agonistas adrenérgicos* ou *simpatomiméticos* (Tabela 7.1) e produzem efeitos variados, que dependem do tipo de receptor com os quais interagem (Tabela 7.2).

Quando comparamos as potências dos neurotransmissores adrenérgicos (NAd e Ad) e do agonista isoprenalina (Isop) em músculo liso isolado, obtém-se que Ad ≥ NAd >>> Isop em receptores

## Tabela 7.1. Drogas de ação pós-sináptica que estimulam a transmissão adrenérgica; receptores envolvidos e uso clínico

| DROGA | | RECEPTOR | USO CLÍNICO |
|---|---|---|---|
| | Noradrenalina | $\alpha$ e $\beta$ | Neurotransmissor; não tem uso clínico |
| | Adrenalina | $\alpha$ e $\beta$ | Vasoconstritor, broncodilatador, parada cardíaca, choque anafilático |
| | Efedrina | $\alpha$ e $\beta$ Ação indireta | Hipertensor, descongestionante nasal |
| | Metaraminol | $\alpha_1$ Ação indireta | Hipertensor |
| | Fenilefrina | $\alpha_1 > \beta$ | Hipertensor, descongestionante nasal, midriático |
| | Metoxamina | $\alpha_1$ | Hipertensor |
| | Clonidina | $\alpha_2$ | Uso oral como hipotensor (pode $\uparrow$PA se usada por via parenteral) |
| | Isoprenalina | $\beta > \alpha$ | Cardioestimulante |
| | Isoetarina | $\beta_2$ | Broncodilatador |
| | Etaproterenol | $\beta_2$ | Broncodilatador |
| | Terbutalina | $\beta_2$ | Broncodilatador |
| | Salbutamol | $\beta_2$ | Broncodilatador |

## Tabela 7.2. Respostas de órgãos efetores à estimulação por agonistas adrenérgicos

| ÓRGÃO EFETOR | RECEPTOR | EFEITO |
| --- | --- | --- |
| Músculo radial da íris | $\alpha_1$ | Contração (midríase) |
| Músculo ciliar (cristalino) | $\beta_2$ | Contração (visão próxima) |
| Coração | $\beta_1/\beta_2$ | ↑Contratilidade<br>↑Velocidade de condução<br>↑Automaticidade |
| Arteríolas | $\alpha_1/\alpha_2$<br>$\beta_2$ | Contração<br>Relaxamento |
| Músculo liso de traqueia e brônquios | $\beta_2$ | Relaxamento |
| Glândulas brônquicas | $\alpha_1$<br>$\beta_2$ | ↓Secreção<br>↑Secreção |
| Músculo liso do estômago | $\alpha_1/\alpha_2/\beta_2$ | Relaxamento |
| Esfíncter esofágico | $\alpha_1$ | Contração |
| Músculo liso do intestino | $\alpha/\beta$ | Relaxamento |
| Esfíncter anal | $\alpha_1$ | Contração |
| Secreção renal de renina | $\alpha_1$<br>$\beta_1$ | Diminui<br>Aumenta |
| Músculo liso do ureter | $\alpha_1$ | Contração |
| Músculo detrusor da bexiga | $\beta_2$ | Relaxamento |
| Esfíncter vesical | $\alpha_1$ | Contração |
| Músculo liso uterino<br>  Grávido<br>  Não grávido | $\alpha_1$<br>$\beta_2$<br>$\beta_2$ | Contração<br>Relaxamento<br>Relaxamento |
| Fígado | $\alpha_1/\beta_2$ | Glicogênese e glicogenólise |
| Pâncreas<br>  Secreção de insulina<br>  Secreção de glucagon | $\alpha_2$<br>$\beta_2$<br>$\beta$ | Inibição (predominante)<br>Estímulo<br>Estímulo |
| Adipócitos | $\beta$ | ↑[ácidos graxos livres] no sangue |
| Glândulas sudoríparas | $\alpha_1$ | Sudorese localizada |
| Glândulas salivares | $\alpha_1/\beta_2$ | Estímulo da secreção de amilase |
| Vasos de músculos esqueléticos | $\beta_2$<br>$\alpha$ | Vasodilatação<br>Vasodilatação |

$\alpha_1$ e $\alpha_2$, Isop > Ad = NAd em receptores $\beta_1$, Isop > Ad >> NAd em receptores $\beta_2$, e Isop = NAd > Ad em receptores $\beta_3$. Essas relações já apontavam para a noção de que a introdução de radical alquila (isopropil, no caso da isoprenalina) na amina terciária das catecolaminas (Tabela 6.1) resulta composto com baixa atividade agonista $\alpha$ e elevada potência como agonista $\beta$ (Fig. 7.6).

Por serem ativas tanto em receptores $\alpha$ quanto $\beta$, os efeitos farmacológicos da NAd e Ad são bastante complexos e dependem do tipo de receptor adrenérgico que predomina em cada tecido. Em músculo liso brônquico, por exemplo, há predomínio de receptores $\beta_2$, o que confere à Ad e Isop, mas não à NAd, elevada potência broncodilatadora. Em vasos cutâneos, onde predominam receptores $\alpha$, a potência vasoconstritora é alta para a Ad e NAd, mas muito baixa para a Isop. Em vasos da musculatura esquelética há receptores $\alpha$ e $\beta_2$. Neste caso, concentrações fisiológicas de Ad promovem vasodilatação (via receptores $\beta_2$), enquanto altas concentrações promovidas por administração exógena de Ad produzem vasoconstrição (via receptores $\alpha$).

A Ad aumenta a pressão arterial em decorrência de efeito estimulante cardíaco (aumento da força de contração e da frequência cardíaca) e de aumento da resistência periférica (vasoconstrição em arteríolas e esfíncteres pré-capilares). Doses terapêuticas de Ad administradas "em bólus" por via intravenosa provocam aumento abrupto da pressão arterial, rapidamente seguido por bradicardia consequente ao estímulo vagal reflexo. Doses baixas de Ad administradas "em bólus", ou sua contínua infusão intravenosa, aumentam a frequência cardíaca, mas reduzem a resistência periférica em consequência do efeito predominante ($\beta_2$) vasodilatador em músculos esqueléticos, de modo que o aumento da pressão arterial é mais discreto.

A NAd também aumenta a pressão arterial graças ao efeito estimulante cardíaco e à produção de vasoconstrição periférica. Como consequência do aumento abrupto da pressão arterial, obtém-se intensa bradicardia decorrente de estimulação vagal reflexa. Por ser fraco estimulante $\beta_2$, a noradrenalina mantém efeito vasoconstritor na periferia, de modo que o aumento da pressão arterial é maior do que o promovido pela Ad.

**FIGURA 7.6** • Relação estrutura × atividade de aminas simpatomiméticas.

A Isop estimula células cardíacas e reduz a resistência periférica graças a seu intenso efeito β-estimulante. Como resultado da soma desses efeitos, a Isop reduz a pressão arterial.

Agonistas α adrenérgicos seletivos são empregados como vasoconstritores, o que os indica como descongestionantes nasais (*efedrina, oximetazolina*) ou como vasopressores (*fenilefrina*) para correção da hipotensão arterial que pode ocorrer após raquianestesia. Agonistas $\alpha_2$ adrenérgicos seletivos (*clonidina, guanfacina e guanabenz*) atuam no tronco cerebral reduzindo a atividade do sistema simpático, sendo úteis no tratamento da hipertensão arterial essencial.

A administração de adrenalina por via subcutânea ainda é utilizada no tratamento de crises asmatiformes. Seu efeito broncodilatador, entretanto, é acompanhado de hipertensão arterial e taquicardia (resultantes de efeito agonista em receptores $\alpha_1$ e $\beta_1$ adrenérgicos). O uso da iso-prenalina (agonista β adrenérgico) por via inalatória foi uma alternativa para o controle da fase inicial da crise. Todavia, a broncodilatação pretendida com a isoprenalina é acompanhada de intensa taquicardia resultante da ação agonista da droga em receptores $\beta_1$ adrenérgicos. Produtos mais recentes, com maior seletividade por receptores $\beta_2$ adrenérgicos, têm-se mostrado úteis no tratamento preventivo da crise asmática. Neste grupo se enquadram *albuterol, fenoterol, formo-terol, levalbuterol, metaproterenol, pirbuterol, salbutamol, salmeterol* e *terbutalina*, que podem ser usados por via inalatória (iniciam a broncodilatação em até 5 minutos, efeito que pode durar por até 6 horas), sendo úteis na tentativa de inibir a progressão do quadro asmático, alivian-do o quadro de dispneia. Alguns desses agentes estão disponíveis para uso oral, promovendo broncodilatação de duração mais longa. Como a broncoconstrição é o resultado e não a causa da asma, o uso isolado de agonistas $\beta_2$ adrenérgicos no tratamento da asma frequentemente não proporciona benefícios ao paciente. A broncodilatação produzida por agonistas $\beta_2$ adrenérgicos resulta do relaxamento da musculatura lisa da árvore respiratória. Este efeito decorre do aumento da produção de AMPc produzido por ativação da adenilatociclase e do aumento da condutância de canais de $K^+$ sensíveis ao cálcio.

## BLOQUEADORES PÓS-SINÁPTICOS DA TRANSMISSÃO ADRENÉRGICA

Os bloqueadores pós-sinápticos da transmissão adrenérgica (Tabela 7.3), também denomi-nados simpatolíticos, são classificados em *antagonistas* α *e* β *adrenérgicos*. Antagonistas α adre-nérgicos podem ser não seletivos (*alcaloides do ergot, fenoxibenzamina* e *fentolamina*) ou seletivos para receptores $\alpha_1$ (*prazosina, alfuzosina, tansulosina* e *terazosina*) ou $\alpha_2$ adrenérgicos (*ioimbina*). Antagonistas β adrenérgicos também podem ser não seletivos (*propranolol, nadolol, timolol, pindo-lol* e *carvedilol*) ou seletivos para receptores $\beta_1$ (*metoprolol, bisoprolol, atenolol* e *esmolol*).

Os antagonistas adrenérgicos interagem com receptores adrenérgicos de modo competitivo (exceto a fenoxibenzamina, que se liga de modo irreversível valendo-se de ligações covalentes com sítios ativos do receptor α), impedindo as ações de neurotransmissores adrenérgicos ou de agonistas adrenérgicos exógenos.

Comparando as Tabelas 7.2 e 7.3 é possível prever os principais efeitos farmacológicos dos antagonistas adrenérgicos. Os efeitos dessas drogas que encontram uso terapêutico decorrem principalmente de ações sobre o sistema cardiovascular. Antagonistas α não seletivos diminuem a resistência periférica (efeito anti-$\alpha_1$) favorecendo progressiva queda da pressão arterial, efeito este acompanhado de aumento da atividade reflexa simpática, acentuada pelo efeito anti-$\alpha_2$, que tende a aumentar a liberação do neurotransmissor simpático, promovendo taquicardia e favorecendo a ocorrência de arritmias.

## Tabela 7.3. Antagonistas adrenérgicos

| ANTAGONISTA | RECEPTOR |
|---|---|
| FENOXIBENZAMINA | $\alpha_1/\alpha_2$ ($\uparrow$ doses bloqueiam: 5-HT/H/Ac) |
| FENTOLAMINA | $\alpha_1/\alpha_2$ (5-HT) |
| TANSULOSINA | $\alpha_{1A} = \alpha_{1D} > \alpha_{1B}$ |
| PRAZOSINA | $\alpha_{1A} = \alpha_{1B} = \alpha_{1D} >>> \alpha_2$ |
| TERAZOSINA | $\alpha_{1A} = \alpha_{1B} = \alpha_{1D}$ |
| IOIMBINA | $\alpha_2$ |
| PROPRANOLOL | $\beta_1/\beta_2$ |
| NADOLOL | $\beta_1/\beta_2$ |
| TIMOLOL | $\beta_1/\beta_2$ |
| CARVEDILOL | $\beta_1/\beta_2/\alpha_1$ |
| METOPROLOL | $\beta_1$ |
| ATENOLOL | $\beta_1$ |
| ESMOLOL | $\beta_1$ |

## ANTAGONISTAS $\alpha$ ADRENÉRGICOS

Alcaloides do ergot (ou esporão do centeio) são antagonistas não seletivos de receptores $\alpha$, serotoninérgico e dopaminérgico. Promovem intensa contração uterina após a dequitação (caso da *ergometrina*), reduzindo o risco de hemorragia no pós-parto, ou são eventualmente utilizados no tratamento da migrânea (ergotamina). Essas drogas, no entanto, vêm sendo substituídas com vantagens por outros medicamentos. Fenoxibenzamina e fentolamina têm potente efeito hipotensor. A fentolamina é usada na prevenção da crise hipertensiva que pode ocorrer durante a remoção cirúrgica de feocromocitoma (tumor de medular adrenal hipersecretor de adrenalina).

Antagonistas $\alpha_1$ impedem a vasoconstrição promovida por catecolaminas endógenas ou por agonistas $\alpha$. O aumento da pressão arterial por NAd é inibido apenas parcialmente por antagonistas $\alpha_1$. Embora o antagonistas $\alpha_1$ impeça o efeito vasoconstritor da NAd, permanece o efeito estimulante cardíaco ($\beta_1$) do neurotransmissor. Já o efeito hipertensivo da Ad pode até ser invertido quando esta catecolamina é administrada após antagonista $\alpha_1$, pois, além de estar impedida de promover vasoconstrição, a Ad promove vasodilatação via ativação de receptores $\beta_2$.

Antagonistas $\alpha_1$ são usados no tratamento da hipertensão arterial e da insuficiência cardíaca congestiva. Por reduzirem a contração do trígono vesical, antagonistas $\alpha_1$ são usados no tratamento da hipertrofia prostática benigna. Neste caso, tem preferência a *tansulosina*, por ser mais eficaz em receptores $\alpha_{1A}$ (impedindo a contração do trígono) do que em receptores $\alpha_{1B}$ (impedindo a vasoconstrição). O tratamento crônico com prazosina deve ser iniciado com o uso de baixas doses para evitar o chamado efeito de primeira dose, caracterizado por grave hipotensão arterial e síncope.

Antagonistas $\alpha_2$ seletivos aumentam a liberação de NAd na periferia. No SNC os antagonistas $\alpha_2$ seletivos impedem o efeito $\alpha_2$ pré-sináptico inibitório da liberação de neurotransmissor, resultando em ativação do sistema simpático. Desses efeitos decorrem vasoconstrição periférica e taquicardia e consequente aumento da pressão arterial. A ioimbina, em particular, pode ser utilizada no tratamento da disfunção erétil psicogênica, mas há alternativas melhores para tal fim.

## ANTAGONISTAS $\beta$ ADRENÉRGICOS

Antagonistas $\beta_1$ adrenérgicos podem ser indicados para o tratamento da hipertensão arterial, da isquemia miocárdica e no controle de alguns tipos de arritmia. Antagonistas $\beta_1$ adrenérgicos impedem os efeitos da estimulação simpática cardíaca, promovendo bradicardia e redução da contratilidade do miocárdio, principalmente durante o exercício. A ativação simpática cardíaca normalmente aumenta o consumo de oxigênio pelo miocárdio, efeito que é reduzido com o uso de antagonistas $\beta_1$ adrenérgicos e tem particular importância em portadores de insuficiência coronariana. Embora não altere a pressão de indivíduos normotensos, o efeito hipotensor dos antagonistas $\beta_1$ adrenérgicos é nítido em pacientes hipertensos. O mecanismo deste efeito, no entanto, ainda não está elucidado. É possível que resulte da inibição da secreção justaglomerular de renina (precursor da cascata que produz angiotensina), normalmente ativada via receptores $\beta_1$ pela NAd liberada por estímulo simpático (Tabela 7.2). Outra possibilidade é de que o bloqueio de receptores $\beta$ pré-sinápticos impeça a retroalimentação positiva da liberação de NAd por terminais ou varicosidades simpáticas (Fig. 7.5).

Efeitos indesejáveis dos antagonistas $\beta$ adrenérgicos são fadiga e frio nas extremidades. Antagonistas $\beta$ não seletivos (como o propranolol) podem inibir receptores $\beta_2$ da musculatura lisa brônquica, o que pode desencadear quadro de broncoconstrição importante em indivíduos asmáticos. Em pacientes com deficiência da função miocárdica os antagonistas β adrenérgicos podem induzir insuficiência cardíaca congestiva, uma vez que impedem o estímulo simpático cardíaco. No entanto, e por mecanismo ainda não esclarecido, essas drogas podem ser úteis no tratamento da insuficiência cardíaca compensada. Na vigência de tratamento crônico com antagonistas β adrenérgicos a suspensão da medicação, por qualquer razão, deve ser feita de modo gradual para reduzir o risco de morte súbita.

## Bibliografia

Bönisch H, Brüss M. The norepinephrine transporter in physiology and disease. Handb Exp Pharmacol 2006; 175:485-524.

Del Colle S, Morello F, Rabbia F, Milan A, Naso D, Puglisi E, Mulatero P, Veglio F. Antihypertensive drugs and the sympathetic nervous system. J Cardiovasc Pharmacol 2007;50:487-96.

Goldstein DS. Catecholamines 101. Clin Auton Res 2010;20:331-352.

Gorre F, Vandekerckhove H. Beta-blockers: focus on mechanism of action. Which beta-blocker, when and why? Acta Cardiol 2010;65:565-570.

Hoffman BB. Catecholamines, sympathomimetic drugs, and adrenergic receptor antagonists. In: Hardman JG, Limbird LE, Gilman AG. Goodman and Gilman's The Pharmacological Basis of Therapeutics. The McGraw-Hill Companies 2001; pp. 215-268.

Koshimizu TA, Tanoue A, Hirasawa A, Yamauchi J, Tsujimoto G. Recent advances in alpha$_1$-adrenoceptor pharmacology. Pharmacol Ther 2003 May;98(2):235-44.

Langer SZ. Therapeutic use of release-modifying drugs. Handb Exp Pharmacol 2008;184:561-573.

Sanders RD, Maze M. Adrenergic and cholinergic compounds. Handb Exp Pharmacol 2007;177:251-264

Sanders RD, Brian D, Maze M. G-protein-coupled receptors. Handb Exp Pharmacol 2008;182:93-117.

Van Eenoo P, Delbeke FT. beta-Adrenergic stimulation. Handb Exp Pharmacol 2010;195:227-249.

# 8 Neurotransmissão no Sistema Nervoso Central

## INTRODUÇÃO

Drogas que atuam no sistema nervoso central (SNC) interagem com receptores ou interferem diretamente com canais iônicos, enzimas ou proteínas transportadoras, modificando uma função preexistente. Embora se assemelhe ao que acontece no sistema nervoso periférico, o efeito resultante da ação central da droga é complexo na medida em que altera a fisiologia de complexa rede de neurônios. De maneira simplista, o SNC está organizado em *circuitos longos*, que envolvem a participação de estruturas organizadas de modo hierarquizado, *circuitos locais restritos*, que envolvem neurônios curtos que mantêm conexões com células vizinhas, e *circuitos complexos divergentes*, que envolvem neurônios que mantêm conexões com estruturas vizinhas, podendo controlá-las ou ser por elas controlados. Em uma mesma região do SNC é possível reconhecermos *neurônios excitatórios* e *neurônios inibitórios*, dependendo do tipo de neurotransmissor liberado. Esses tipos de neurônios podem fazer parte de *circuitos inibitórios* ou *circuitos excitatórios*, dependendo do modo como estejam organizados.

Além dos neurotransmissores já estudados em capítulos anteriores (acetilcolina, noradrenalina, adrenalina e dopamina), existem vários outros neurotransmissores em estruturas e circuitos que participam da regulação de importantes funções centrais. Como exemplos, há estreita relação entre depressão psicológica e neurotransmissão noradrenérgica e serotoninérgica, entre ansiedade e neurotransmissão gabaérgica e serotoninérgica, e entre esquizofrenia e neurotransmissão dopaminérgica. Neste capítulo, alguns desses neurotransmissores serão considerados antes de adentrarmos no estudo de grupos de drogas que atuam em nível central.

## SEROTONINA

A serotonina (ou 5-hidroxitriptamina, 5-HT), é sintetizada em neurônios do SNC e em células cromafins da parede intestinal (Fig. 8.1). A síntese se inicia a partir do triptofano, aminoácido que é transportado ativamente para o citoplasma. O triptofano é transformado em 5-hidroxitriptofano por ação de enzima específica (*triptofano-hidroxilase*). A 5-HT é encontrada também em plaquetas, as quais não sintetizam este neurotransmissor, mas apresentam mecanismo de transporte que capta ativamente 5-HT da rede sanguínea entérica. O 5-hidroxitriptofano é descarboxilado a 5-HT por ação da *descarboxilase de aminoácido aromático*, enzima que participa também da síntese de catecolaminas. A 5-HT é finalmente armazenada em vesículas sinápticas para posterior liberação. Frequentemente encontram-se vesículas em que a 5-HT coexiste com neurotransmissores com os quais poderá ser liberada de modo simultâneo. A ação da 5-HT se encerra com sua recaptação ativa pelo terminal nervoso, seguida por oxidação de sua cadeia lateral pela *MAO*, resultando aldeído 5-hidroxindolacético, que é transformado em ácido 5-hidroxindolacético (*5-HIAA*) por *aldeído desidrogenase* ou, alternativamente, transformado em 5-hidroxitriptofol por *aldeído redutase*.

As ações da 5-HT são mediadas por, pelo menos, sete tipos de receptores (5-HT$_1$ a 5-HT$_7$) (Tabela 4.1). São reconhecidos pelo menos três subtipos de receptores 5-HT$_1$ (5-HT$_{1A}$, 5-HT$_{1B}$ e 5-HT$_{1D}$) e três subtipos de receptores 5-HT$_2$ (5-HT$_{2A}$, 5-HT$_{2B}$ e 5-HT$_{2C}$). Os receptores 5-HT$_1$ encontrados no SNC são principalmente pré-sinápticos, estão associados à proteína G$_{i/o}$ e

**FIGURA 8.1** • Síntese de 5-hidroxitriptamina (5-HT) em terminal nervoso serotoninérgico.

promovem inibição da adenilatociclase. O subtipo $5\text{-HT}_{1A}$ é somatodendrítico e atua como autorreceptor inibindo disparos da célula. Há também receptores $5\text{-HT}_{1A}$ pós-sinápticos, como os encontrados em estruturas límbicas, cuja ativação hiperpolariza neurônios via ativação de canais de $K^+$ acoplados à proteína $G_{i/o}$. Os receptores $5\text{-HT}_2$, encontrados no SNC e no sistema nervoso periférico, plaquetas e músculo liso vascular, são associados à proteína $G_{q/11}$ e ativam a fosfolipase C que, por sua vez, hidrolisa o inositol-trifosfato (o que resulta em elevação da concentração citosólica de $Ca^{++}$) e aumenta a produção de diacilglicerol (o que resulta em ativação de PKC). Os receptores $5\text{-HT}_3$ são encontrados no SNC e periférico e estão acoplados a canal iônico que, uma vez ativado, permite a entrada de $Na^+$ e a saída de $K^+$. Receptores $5\text{-HT}_3$ são encontrados na zona de gatilho do vômito, que está localizada na área postrema. Os demais tipos de receptores serotoninérgicos encontrados no SNC têm mecanismo de ação pouco conhecido, sendo alguns deles (como os tipos $5\text{-HT}_4$ e $5\text{-HT}_7$) encontrados também no sistema nervoso periférico e no trato gastrintestinal.

Drogas que interferem com a neurotransmissão serotoninérgica têm largo emprego em terapêutica. Agonistas $5\text{-HT}_{1A}$, como as azaspironas (ver Capítulo 9), têm emprego como ansiolíticos e antidepressivos. O efeito ansiolítico dessas drogas parece não decorrer da ação direta delas em receptores $5\text{-HT}_{1A}$, mas dependeria da sub-regulação de receptores $5\text{-HT}_{2A/2C}$ consequente à ativação de receptores $5\text{-HT}_{1A}$. Agonistas $5\text{-HT}_{1B/D}$ como os triptanos (*sumatriptano, zolmitriptano e rizatriptano*) são usados no tratamento da enxaqueca. Antagonistas $5\text{-HT}_{2A/2C}$ como a *clozapina, trazodona, risperidona* e *ketanserina* são usados no tratamento da depressão e da esquizofrenia. Outros, como alguns alcaloides do ergot (*metisergida, ergotamina* e *diidroergotamina*) são frequentemente indicados no tratamento preventivo da enxaqueca ou, como a *ergometrina*, utilizados no período pós-parto para reduzir o sangramento uterino. Antagonistas $5\text{-HT}_3$, como o *ondansetron* e o *tropisetron*, são úteis como antieméticos, particularmente em pacientes que necessitam tratamento quimioterápico. Agonistas $5\text{-HT}_4$, como a *cisaprida* e a *metoclopramida*, são indicados como agentes gastroprocinéticos (aceleram o esvaziamento gástrico) no tratamento do refluxo gastroesofágico e da gastroparesia. O uso de cisaprida, no entanto, foi associado à ocorrência de arritmias cardíacas, principalmente quando combinada com droga que inibem o citocromo P450 3A4. O *tegaserode*, agonista parcial $5\text{-HT}_4$, vem sendo prescrito para o tratamento da síndrome do intestino irritável em que predomina a constipação intestinal. Finalmente, inibidores da recaptação neuronal de 5-HT (antidepressivos tricíclicos) são utilizados como antidepressivos, ansiolíticos ou no tratamento de dores crônicas de origem neuropática.

A 5-HT tem diversas ações em tecidos periféricos, incluindo contração de células musculares lisas do estômago e intestino, brônquios e útero e aumento da secreção gástrica provocando náusea e vômito (via ativação de receptores $5\text{-HT}_4$). Tem ação agregante plaquetária (via ativação de receptores $5\text{-HT}_{2A}$) e importante participação em processos inflamatórios e na nocicepção.

## GLUTAMATO

O glutamato e o aspartato são aminoácidos largamente distribuídos no SNC e têm ação tipicamente excitatória sobre neurônios. O glutamato é sintetizado a partir da glutamina, por ação da *glutaminase* (Fig. 8.2) ou a partir do $\alpha$-cetoglutarato, oriundo da glicose via ciclo de Krebs. O glutamato é armazenado em vesículas sinápticas e liberado por exocitose $Ca^{2+}$-dependente. O glutamato pode interagir com receptores do tipo N-metil-D-aspartato (NMDA), *kainato* ou ácido $\alpha$-amino-3-hidroxi-5-metil-4-isoxazol propiônico (AMPA), que são acoplados a canais de $Na^+$ (receptores AMPA e kainato), que atuam na transmissão rápida de sinais, ou canais de $Ca^{++}$

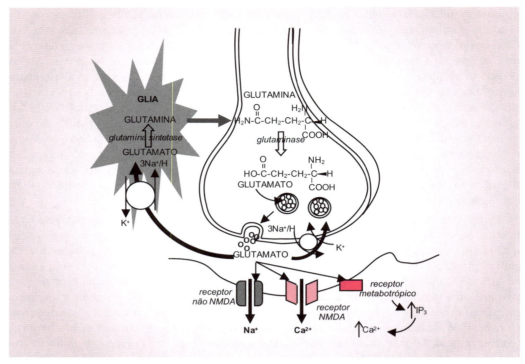

**FIGURA 8.2** • Síntese de glutamato em terminal nervoso glutamatérgico.

(receptores NMDA, normalmente bloqueados por íons $Mg^{2+}$), que atuam na transmissão lenta de sinais persistentes. O glutamato pode interagir também com receptores *metabotrópicos*, acoplados à proteína $G_s$ e associados à hidrólise de inositol-trifosfato (o que promove aumento da liberação de $Ca^{2+}$ a partir de reserva citosólica) e à produção de diacilglicerol (o que promove ativação da PKC). A ação do glutamato se encerra com sua captação ativa pelo terminal nervoso ou pela glia, o que é executado por um mecanismo que troca $Na^+$ e $H^+$ por $K^+$. Na glia, o glutamato é transformado em glutamina pela *glutamina sintetase* que, saindo da glia, pode ser ativamente recaptada pelo terminal glutamatérgico e reutilizada na síntese do mediador. Embora atue como mediador em diversas sinapses, a excessiva concentração de glutamato pode induzir morte neuronal, cujo mecanismo ainda não está de todo esclarecido.

Drogas que interferem com a transmissão glutamatérgica e que têm interesse terapêutico são antagonistas de receptores NMDA, como a *cetamina* e o *dextrometorfano*.

## ÁCIDO γ-AMINOBUTÍRICO

O ácido γ-aminobutírico (GABA) é considerado o principal neurotransmissor inibitório do SNC. O GABA é sintetizado a partir do glutamato pela *desidrogenase do ácido glutâmico* (*GAD*), exclusiva de neurônios gabaérgicos, e metabolizado a semialdeído succínico por *gaba-transaminase* (Fig. 8.3). O GABA já liberado pode ser ativamente recaptado pelo terminal gabaérgico. O GABA interage com receptores tipo $GABA_A$, $GABA_B$ ou $GABA_C$. Os tipos $GABA_A$ e $GABA_C$ são acoplados

**FIGURA 8.3** • Síntese e metabolismo do GABA em terminal nervoso gabaérgico.

a canais de Cl⁻, mas somente o GABA$_A$ é sensível ao *baclofen* e à *bicuculina*. O receptor tipo GABA$_A$ é uma proteína pentamérica formada por cinco subunidades pertencentes a famílias diferentes ($\alpha$1-6, $\beta$1-4, $\gamma$1-4, $\delta$, $\varepsilon$ e $\pi$). Receptores tipo GABA$_A$ que contêm subunidade $\alpha$ apresentam sítio modulador sensível a benzodiazepínicos cuja ativação reforça a ação do GABA (ver Capítulo 9). A interação de GABA com receptor do tipo GABA$_A$ pode ser intensificada também pelo fenobarbital ou pelo pentobarbital. O receptor tipo GABA$_B$, encontrado em níveis pré e pós-sináptico, é acoplado à proteína G e interfere com canais de Ca$^{2+}$ e de K$^+$. A ativação de receptores tipo GABA$_B$ pré-sinápticos inibe a liberação de GABA.

Drogas que interferem com a transmissão gabaérgica, como a *vigabatrina*, inibidor da gaba-transaminase, têm uso como anticonvulsivantes.

## DOPAMINA

Terminais nervosos que utilizam a dopamina como neurotransmissor são encontrados em diversas regiões do SNC, particularmente nos núcleos que participam do controle do sistema extrapiramidal. A síntese de dopamina depende dos mesmos precursores da síntese de adrenalina e noradrenalina (ver Capítulo 6) e está esquematicamente apresentada na Figura 8.4. Uma vez liberada, a dopamina é ativamente recaptada pelo terminal nervoso. Moléculas de dopamina são transformadas pela MAO em ácido 3,4-diidroxifenilacético (DOPAC) que, por ação da COMT, dá origem ao ácido 3-metóxi-4-hidroxifenilacético (HVA). Alternativamente a dopamina poderá

**FIGURA 8.4** • Síntese, liberação e ativação de receptores pela dopamina.

ser inicialmente transformada pela COMT em 3-metoxitiramina que, em seguida, sofre ação da MAO e se transforma em HVA.

A ação fisiológica da dopamina é exercida via receptores dopaminérgicos tipo $D_1$ (subtipos $D_{1\,e\,5}$) acoplados à proteína $G_s$, e tipo $D_2$ (subtipos $D_{2,\,3\,e\,4}$), acoplado à proteína $G_i$. A ativação de receptores $D_1$ estimula a adenilatociclase (promovendo aumento da formação de AMPc), a hidrólise de inositoltrifosfato e a formação de diacilglicerol (DAG). A ativação de receptores $D_2$ inibe a adenilatociclase (promovendo redução da formação de AMPc), reduz a concentração de $Ca^{2+}$ intracelular e abre canais de $K^+$ operados por receptor. A ativação de receptores $D_2$ ou $D_3$ pré-sinápticos reduz a liberação de dopamina.

## GLICINA

A glicina é neurotransmissor inibitório encontrado principalmente na medula espinal, e que atua em receptor próprio (*GlyR*) acoplado a canal de Cl e sensível ao bloqueio pela *estricnina*. Além disso, a glicina pode atuar em sítio modulador de receptores glutamatérgicos do tipo NMDA que, em conjunto com a ativação por glutamato, favorecem a abertura de canal de $Ca^{2+}$ e promovem efeito facilitatório.

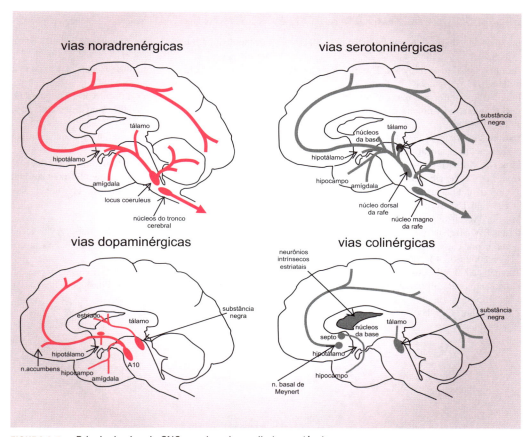

**FIGURA 8.5** • Principais vias do SNC envolvendo mediadores clássicos.

## VIAS CENTRAIS

As principais vias centrais que envolvem mediadores clássicos, como noradrenalina, dopamina, serotonina e acetilcolina, estão esquematicamente resumidas na Figura 8.5. Mecanismos noradrenérgicos do SNC têm importância no controle da vigília e do estado de alerta e na regulação da pressão arterial. Há evidências, também, do envolvimento de mecanismos noradrenérgicos no controle do humor, contribuindo para estados de depressão quando, por algum motivo, a atividade noradrenérgica central diminui. A dopamina é mediador da via nigroestriatal, que envolve núcleos da base (caudado e putâmen) que participam de mecanismos centrais de controle motor. Corpos celulares de neurônios serotoninérgicos são encontrados principalmente em núcleos da rafe, de onde seus axônios se projetam para diversas estruturas, muitas delas envolvidas no controle de emoções. Mecanismos serotoninérgicos do SNC têm importância no controle de respostas comportamentais que envolvem o humor e emoções, controle do sono e vigília e nocicepção, além de participar do reflexo central que induz vômito. Mecanismos colinérgicos do SNC participam de processos de memória e aprendizagem e no controle motor.

## Bibliografia

Barnes NM, Sharp T. A review of central 5-HT receptors and their function. Neuropharmacology 1999;38: 1083-152.

Beaulieu JM, Gainetdinov RR. The physiology, signaling, and pharmacology of dopamine receptors. Pharmacol Rev 2011;63:182-217.

Bloom FE. Neurotransmission and the central nervous system. In: Hardman JG, Limbird LE, Gilman AG. Goodman and Gilman's The Pharmacological Basis of Therapeutics. The McGraw-Hill Companies 2001; pp. 115-154.

Danysz W, Parsons CG. Glycine and N-methyl-D-aspartate receptors: physiological significance and possible therapeutic applications. Pharmacol Rev 1998;50:597-664.

Fink KB, Göthert M. 5-HT receptor regulation of neurotransmitter release. Pharmacol Rev 2007;59:360-417.

Hoyer D, Clarke DE, Fozard JR, Hartig PR, Martin GR, Mylecharane EJ, Saxena PR, Humphrey PP. International Union of Pharmacology classification of receptors for 5-hydroxytryptamine (Serotonin). Pharmacol Rev 1994;46:157-203.

Meador-Woodruff JH. Update on dopamine receptors. Ann Clin Psychiatry 1994;6:79-90.

Olsen RW, Sieghart W. International Union of Pharmacology. LXX. Subtypes of gamma-aminobutyric acid(A) receptors: classification on the basis of subunit composition, pharmacology, and function. Update. Pharmacol Rev 2008;60:243-260.

Traynelis SF, Wollmuth LP, McBain CJ, Menniti FS, Vance KM, Ogden KK, Hansen KB, Yuan H, Myers SJ, Dingledine R. Glutamate receptor ion channels: structure, regulation, and function. Pharmacol Rev 2010; 62:405-496.

Zifa E, Fillion G. 5-Hydroxytryptamine receptors. Pharmacol Rev 1992;44:401-458.

# 9 Anestésicos Gerais

## INTRODUÇÃO

Os anestésicos gerais são drogas que permitem a realização de atos cirúrgicos mantendo o indivíduo inconsciente e imóvel, com mínimas alterações cardiovasculares, e promovendo analgesia e amnésia dos procedimentos realizados. *A priori*, essas drogas podem interromper a função nervosa em qualquer nível do SNC e, por esse motivo, têm margem de segurança estreita.

## CLASSIFICAÇÃO E MECANISMO DE AÇÃO

Os anestésicos gerais são classificados em anestésicos gerais *de uso parenteral* e anestésicos gerais *inalatórios* (Tabela 9.1). Os anestésicos de uso parenteral interferem principalmente com a neurotransmissão gabaérgica atuando via receptores $GABA_A$, canais de glicina e receptores colinérgicos nicotínicos neuronais. Todavia, a cetamina inibe receptores glutamatérgicos do tipo NMDA. Os anestésicos inalatórios têm alvos variados, podendo hiperpolarizar sinapses excitatórias, intensificar a ação de sinapses inibitórias ou inibir a liberação de neurotransmissores. O óxido nitroso, em particular, também inibe receptores glutamatérgicos do tipo NMDA.

### Anestésicos gerais de uso parenteral

Este subgrupo inclui *propofol, etomidato, cetamina* e barbitúricos como o tiopental. São compostos hidrofóbicos que passam rapidamente do sangue para o SNC. A concentração plasmática desses anestésicos cai à medida que aumenta a concentração da droga no SNC. A partir de então o composto sai do SNC para o sangue e se difunde para tecidos menos perfundidos, como vísceras, músculos esqueléticos e tecido adiposo. Essas drogas são frequentemente utilizadas na indução da anestesia.

## Tabela 9.1. Estruturas químicas de anestésicos gerais

ANESTÉSICOS GERAIS PARENTERAIS

TIOPENTAL          PROPOFOL

CETAMINA           ETOMIDATO

ANESTÉSICOS GERAIS INALATÓRIOS

$F_3C - CH$ (Br, Cl)    $F_3C - CH - O - CF_2H$ (Cl)    $N_2O$

HALOTANO           ISOFLURANO           ÓXIDO NITROSO

$F_3C - CH - O - CF_2H$ (F)    $F_3C - CH - O - CH_2F$ ($CF_3$)

DESFLURANO           SEVOFLURANO

Tiopental, propofol e etomidato reduzem o metabolismo, o fluxo sanguíneo cerebral e a pressão intracraniana. Por tais efeitos, o propofol, e principalmente o tiopental, são indicados como protetores da isquemia cerebral. O tiopental, e principalmente o propofol, induz queda dose-dependente da pressão arterial. Este efeito é particularmente perigoso em pacientes hipo-volêmicos ou portadores de doenças cardíacas. O etomidato, ao contrário, tem discreto efeito hipertensor. Os três compostos deprimem a respiração. A cetamina não promove anestesia geral plena, mas induz estado de analgesia, amnésia e perda sensorial e de movimentos, sem perda real de consciência, estado denominado "anestesia dissociativa". A cetamina não altera o metabolismo cerebral, mas aumenta o fluxo sanguíneo cerebral e a pressão intracraniana. Promove efeitos cardiovasculares discretos, aumentando a pressão arterial, a frequência cardíaca e o débito cardíaco, mas aumenta o consumo de oxigênio pelo miocárdio. Exerce, ainda, discreto efeito depressor sobre a respiração. O retorno da anestesia dissociativa é acompanhado de delírio e alucinações que dificultam o manejo pós-operatório do paciente. Por essa razão, é preferencialmente utilizada em crianças. O metabolismo dos anestésicos gerais de uso parenteral ocorre no fígado.

## Anestésicos gerais inalatórios

Este grupo inclui líquidos voláteis, como o *halotano, isoflurano, desflurano* e *sevoflurano*, ou gases como o *óxido nitroso* que, administrados por via inalatória, ganham acesso à corrente sanguínea após atingirem os alvéolos pulmonares. A passagem do ar alveolar para o sangue ocorrerá até que a pressão da droga no ar alveolar se equilibre com a pressão da droga no sangue. A velocidade com que se atinge esse equilíbrio depende da solubilidade da droga no sangue, propriedade medida pelo coeficiente de partição sangue/gás (concentração da droga no sangue/concentração da droga no ar inspirado). Quanto menos solúvel no sangue for o anestésico, menor será seu coeficiente de partição sangue/gás e mais rapidamente será atingido o equilíbrio entre suas pressões no ar alveolar e no sangue. Assim, quanto menor o coeficiente de partição sangue/gás, mais rápida será a indução da anestesia e, pelo mesmo motivo, mais rápida será a recuperação anestésica após a suspensão do anestésico.

Uma vez no sangue, o anestésico deverá adentrar o tecido nervoso, o que ocorrerá até que a pressão da droga no tecido nervoso se equilibre com a pressão parcial da droga no sangue. Nesta fase é importante o coeficiente de partição óleo/sangue do anestésico. Drogas muito lipossolúveis tendem a se acumular primeiro em gorduras (onde o fluxo sanguíneo é mais baixo), demorando mais para adentrar o tecido nervoso. Esta fase será ainda mais lenta em pacientes obesos. Do mesmo modo, também é mais lenta a recuperação da anestesia induzida por compostos muito lipossolúveis. O anestésico geral inalatório ideal, portanto, deve ser pouco solúvel no sangue e ter baixa lipossolubilidade.

O halotano, de coeficientes sangue/gás e óleo/sangue elevados, promove anestesia de indução e recuperação bastante lentas. Dilata vasos cerebrais e aumenta a pressão intracraniana. Reduz a pressão arterial, promove bradicardia e depressão miocárdica que leva à redução do débito cardíaco. Eventualmente, pode induzir hipertermia maligna em pacientes susceptíveis. Comparado com o halotano, o isoflurano tem coeficiente de partição menor, de modo que a indução e recuperação anestésica são mais rápidas com este anestésico. Causa menor vasodilatação cerebral e promove queda da pressão arterial sem alterar o débito cardíaco. Halotano e isoflurano têm efeito relaxante muscular esquelético por ação central, o que potencializa o efeito relaxante muscular de curarizantes. Esses gases são, em sua maior parte, eliminados intactos pelo pulmão. O restante sofre metabolização hepática. Ainda que raramente, um dos metabólitos intermediários do halotano pode induzir necrose hepática. O enflurano induz anestesia um pouco mais rápido do que o halotano, porém é bem mais lento do que o isoflurano. De modo geral, seus efeitos farmacológicos são semelhantes aos do halotano. Os demais anestésicos voláteis citados promovem anestesia de indução e recobro bastante rápidos, o que os tem indicado para uso em cirurgias ambulatoriais.

O óxido nitroso é analgésico quando inalado na concentração de 20% em oxigênio. Em maiores concentrações (30 a 50%), produz sedação útil para procedimentos cirúrgicos odontológicos. Concentrações de 80% ou mais não devem ser utilizadas, dado o baixo aporte de oxigênio na mistura. O óxido nitroso é utilizado em cirurgias apenas em associação com outros anestésicos inalatórios. Neste caso, a quantidade de agente inalado necessária para obter anestesia é menor quando associada com óxido nitroso.

A maior parte do óxido nitroso inalado é eliminada pelos pulmões. Pequena fração (< 1%) é metabolizada por bactérias intestinais, o que resulta em inativação da síntese de metionina. Por esse mecanismo, procedimentos prolongados (> 6h) sob inalação de óxido nitroso podem induzir deficiência de vitamina $B_{12}$ e o aparecimento de sinais de neuropatia periférica ou de anemia megaloblástica. Em portadores de insuficiência respiratória, há risco de ocorrência do chamado efeito do segundo gás. O efeito do segundo gás é caracterizado por hipóxia consequente à diluição do oxigênio alveolar quando, na recuperação anestésica, o óxido nitroso retorna da circulação sanguínea para o ar alveolar. Os demais efeitos colaterais do óxido nitroso são de pequena monta e dependem do tipo de droga usada em associação durante o procedimento anestésico.

## Bibliografia

Bischoff P, Schneider G, Kochs E. Anesthetics drug pharmacodynamics. Handb Exp Pharmacol 2008;182: 379-408.

Eckenhoff RG, Johansson JS. Molecular interactions between inhaled anesthetics and proteins. Pharmacol Rev 1997 Dec;49(4):343-67.

Hendrickx JF, De Wolf A. Special aspects of pharmacokinetics of inhalation anesthesia. Handb Exp Pharmacol 2008;182:159-86.

Sinner B, Graf BM. Ketamine. Handb Exp Pharmacol 2008;182:313-33.

Urban BW. The site of anesthetic action. Handb Exp Pharmacol 2008;182:3-29.

Vanlersberghe C, Camu F. Etomidate and other non-barbiturates. Handb Exp Pharmacol 2008;182:267-82.

# 10 Sedativo-hipnóticos e Ansiolíticos

## INTRODUÇÃO

Diversas drogas atuam deprimindo funções do SNC em graus variados, promovendo *sedação* (redução da excitabilidade comportamental e sonolência) ou *hipnose* (indução e manutenção de estado de sono) dependendo da dose administrada. Algumas delas, em doses mais altas, podem promover *anestesia geral* (estado de inconsciência e ausência de resposta a estímulos dolorosos) e serão tratadas em separado no Capítulo 13. Em doses muito elevadas, essas drogas promovem intensa depressão do SNC, suficiente para resultar em coma ou morte por depressão respiratória e cardiovascular. Neste capítulo, trataremos das drogas classificadas como sedativo-hipnóticas e dos ansiolíticos. Originalmente, os sedativo-hipnóticos foram denominados sedativos ou *calmantes* e os ansiolíticos foram classificados como *tranquilizantes menores*.

## BARBITURATOS

Barbituratos, ou barbitúricos, são derivados do ácido barbitúrico que apresentam a propriedade de deprimir a atividade de tecidos excitáveis. Os barbituratos têm baixa margem de segurança: em baixas doses, produzem desde discreta sedação até anestesia geral, mas em doses altas podem induzir coma e depressão respiratória e cardiovascular. Embora sejam ansiolíticos fracos, os barbituratos foram largamente empregados no controle de estados de ansiedade, particularmente por reduzirem a latência e prolongarem a duração do sono (efeito hipnótico). Neste particular, no entanto, o uso diário de barbituratos induz tolerância para o efeito sedativo-hipnótico em poucos dias. A margem de segurança da droga se torna ainda mais reduzida à medida que aumenta a tolerância. Por tais motivos, o uso de barbituratos para o controle de estados de ansiedade e distúrbios

## Tabela 10.1. Estruturas químicas de alguns barbituratos

FENOBARBITAL          PENTOBARBITAL          TIOPENTAL

do sono foi sendo gradativamente substituído pelo uso de benzodiazepínicos ou mesmo de antidepressivos. Alguns barbituratos, como o fenobarbital, são indicados como anticonvulsivantes. No passado, alguns barbituratos foram empregados como anestésicos gerais intravenosos. Esta prática foi gradativamente substituída por medicamentos mais seguros, dado o risco de arritmias ventriculares e laringospasmo que frequentemente ocorriam com o uso intravenoso de barbituratos. As estruturas químicas de alguns barbituratos são apresentadas na Tabela 10.1. A substituição de oxigênio por enxofre na estrutura desses compostos resulta em tiobarbituratos, que têm maior afinidade por tecido gorduroso e, por isso, têm menor tempo para indução do efeito farmacológico e menor duração de ação.

O mecanismo de ação dos barbituratos envolve a potenciação da interação de GABA com receptores $GABA_A$ (intensificando o mecanismo sináptico inibitório). Além disso, os barbituratos promovem forte inibição de correntes de $Ca^{2+}$, o que reduz a liberação de glutamato (reduzindo o mecanismo sináptico excitatório).

Uma propriedade interessante dos barbituratos é a de estimular a produção hepática de uridina difosfato-glucoroniltransferase e subfamílias do citocromo P450, fenômeno conhecido como *indução enzimática*. Esse efeito acelera o metabolismo de diversas drogas e do próprio barbiturato. A indução enzimática promovida pelos barbituratos acelera o metabolismo da bilirrubina, o que indica estas drogas para o tratamento da *icterícia neonatal*.

## BENZODIAZEPÍNICOS

Benzodiazepínicos compõem a classe de drogas de local de ação predominantemente central e que exibem ampla gama de efeitos farmacológicos, incluindo sedação, hipnose, amnésia retrógrada, relaxamento muscular e ação ansiolítica e anticonvulsivante. A Tabela 10.2 apresenta as estruturas químicas de alguns benzodiazepínicos. Clinicamente são indicados como *ansiolíticos*, *anticonvulsivantes* e *relaxantes musculares* e utilizados no *tratamento da insônia*.

O mecanismo de ação dos benzodiazepínicos prevê a ligação da droga com o sítio acessório do receptor $GABA_A$, facilitando a interação de GABA com o mesmo receptor, o que amplifica a resposta biológica ao neurotransmissor. Os benzodiazepínicos não promovem efeito na ausência de GABA (Fig. 10.1).

Há vários benzodiazepínicos disponíveis e todos têm perfil farmacológico semelhante. No entanto, diferem quanto à utilidade clínica, dependendo da latência para o início do efeito e da

**Capítulo 10 • *Sedativo-hipnóticos e Ansiolíticos***

## Tabela 10.2. Estruturas químicas de alguns benzodiazepínicos

CLORDIAZEPÓXIDO

FLURAZEPAM

DIAZEPAM

NITRAZEPAM

CLONAZEPAM

LORAZEPAM

ZOLPIDEM

ZALEPLOM

duração do efeito. Essas drogas atenuam o comportamento defensivo, têm efeito anticonflito e induzem desinibição comportamental, efeitos que favorecem seu uso como ansiolíticos. Os benzodiazepínicos aumentam o tempo total de sono e reduzem o número de vezes que o indivíduo acorda durante o sono, o que justifica seu uso no tratamento da insônia. O tempo e a frequência de sono REM (*"rapid eye movements"*) e o tempo de sono de ondas lentas são reduzidos por essas drogas. Esses efeitos, no entanto, são progressivamente menos intensos com o uso continuado da droga, mesmo durante poucas noites. Para o tratamento da insônia, além dos benzodiazepínicos convencionais, estão disponíveis o *zolpidem* e o *zaleplom*, drogas que atuam interagindo com receptores benzodiazepínicos, mas dotadas de estruturas químicas nada similares às dos demais compostos. Benzodiazepínicos de meia-vida longa e fácil penetração no SNC (*diazepam, clorazepato* e *clonazepam*) são úteis no tratamento do estado de mal epiléptico, e alguns deles podem ser indicados para o tratamento crônico de alguns tipos de epilepsia.

**FIGURA 10.1** • Esquema do receptor GABA$_A$ mostrando sítio de ligação de benzodiazepínico.

Os benzodiazepínicos induzem algum grau de incoordenação motora mesmo em doses terapêuticas. Em doses elevadas, podem produzir ataxia, perda do equilíbrio e fala desarticulada. Em nível espinal produzem efeito relaxante muscular, sendo frequentemente indicados para o controle de espasmos musculares de origem traumática, neurológica ou tóxica. Afetam a memorização de informações obtidas após o início do uso da droga (*amnésia anterógrada*). Benzodiazepínicos reduzem a habilidade visuoespacial e o nível de atenção, o que pode dificultar a realização de algumas tarefas ocupacionais. O uso crônico de benzodiazepínicos causa dependência e abuso.

A associação de benzodiazepínicos com etanol potencia a incordenação motora e impulsividade e reduz o nível de atenção e o tempo de reação que normalmente cada uma dessas drogas é capaz de induzir.

Os benzodiazepínicos são metabolizados no fígado por enzimas da família do citocromo P450 e sofrem principalmente reação de desmetilação. Na maioria dos casos, o metabolismo do benzodiazepínico dá origem a metabólito ainda ativo. Diversos benzodiazepínicos (*clorazepato, clordiazepóxido, diazepam, halazepam* e *prazepam*) resultam o *desmetildiazepam*, metabólito de meia-vida bastante longa (cerca de 70 horas) que mantém a atividade do composto original por períodos prolongados. O manejo da intoxicação por sobredose de benzodiazepínicos é feito com *flumazenil*, antagonista benzodiazepínico.

## OUTROS ANSIOLÍTICOS

Há drogas de classes diferentes dos barbituratos e dos benzodiazepínicos que também podem ser utilizadas no controle de estados de ansiedade. Incluem-se entre elas *bloqueadores* β *adrenérgicos*, como propranolol, atenolol e pindolol, que são úteis no tratamento da ansiedade situacional, e *antidepressivos tricíclicos* e *inibidores da MAO*, que são indicados para o tratamento de transtornos de pânico, de ansiedade generalizada e obsessivo-compulsivo. Agonistas parciais 5-HT1$_A$, como a *buspirona* e o *ipsaperone*, são desvantajosos como ansiolíticos de efeito agudo, porém úteis no tratamento crônico da ansiedade. Diferentemente dos benzodiazepínicos, essas azaspironas não têm ação sedativa ou relaxante muscular, não reduzem a atividade motora nem apresentam potencial de abuso.

## Bibliografia

Bowery NG, Pratt GD. GABA$_B$ receptors as targets for drug action. Arzneimittelforschung 1992;42:215-223.

Möhler H, Fritschy JM, Rudolph U. A new benzodiazepine pharmacology. J Pharmacol Exp Ther 2002;300:2-8.

Möhler H, Fritschy JM, Vogt K, Crestani F, Rudolph U. Pathophysiology and pharmacology of GABA(A) receptors. Handb Exp Pharmacol 2005;169:225-247.

Olkkola KT, Ahonen J. Midazolam and other benzodiazepines. Handb Exp Pharmacol 2008;182:335-360.

Saari TI, Uusi-Oukari M, Ahonen J, Olkkola KT. Enhancement of GABAergic activity: neuropharmacological effects of benzodiazepines and therapeutic use in anesthesiology. Pharmacol Rev 2011;63:243-267.

Vanlersberghe C, Camu F. Etomidate and other non-barbiturates. Handb Exp Pharmacol 2008;182:267-282.

# 11 Farmacologia dos Anti-inflamatórios

## INTRODUÇÃO

Denomina-se inflamação ou processo inflamatório a série de reações que visam proteger o organismo contra lesão tecidual causada por agente físico, químico ou biológico. A inflamação normalmente regride tão logo cessa a causa da lesão. No entanto, em situações patológicas em que a causa não cessa ou não é possível ser eliminada, a inflamação passa a ser parte da doença, como ocorre nos casos de inflamação induzida por alérgenos (p. ex., asma brônquica) ou anticorpos (como na artrite reumatoide ou no lúpus eritematoso).

No processo inflamatório as reações ocorrem em resposta a autacoides, que são substâncias liberadas por células do tecido lesado, por células que migram para a área de lesão (células residentes) e por substâncias originárias da corrente sanguínea.

## AUTACOIDES

Os autacoides que participam do processo inflamatório são a histamina, a serotonina, a bradicinina, os eicosanoides (que incluem prostaglandinas, prostaciclinas, tromboxanes e leucotrienos), o fator ativador de plaquetas (PAF) e as citocinas.

### Histamina

Encontrada em praticamente todos os tecidos, a histamina é sintetizada a partir da descarboxilação da histidina (Fig. 11.1) e armazenada em mastócitos (na maioria dos tecidos) ou em basófilos (no sangue). Nos mastócitos, a histamina é armazenada no interior de grânulos na forma de complexo com heparina. A concentração de histamina é particularmente elevada na pele, pulmões e trato gastrintestinal. A liberação de histamina nos tecidos normalmente ocorre por degranulação dos mastócitos, fenômeno que depende da

**FIGURA 11.1** • Síntese de histamina.

concentração extracelular de cálcio. Alguns venenos (como os produzidos por abelhas), medicamentos de origem vegetal (p. ex., d-tubocurarina e morfina) ou contraste iodado, são capazes de liberar histamina.

Os efeitos da histamina são mediados por receptores dos tipos $H_1$, $H_2$ e $H_3$, todos acoplados à proteína G. A interação da histamina com receptores $H_1$ ativa a fosfolipase C, levando à formação de $IP_3$ e diacilglicerol. O aumento de $IP_3$ provoca rápido deslocamento de $Ca^{2+}$ do retículo endoplasmático para o citoplasma da célula, o que ativa a proteinaquinase dependente de calmodulina e fosfolipase $A_2$. O acúmulo de diacilglicerol ativa a produção de proteinaquinase C. A interação da histamina com receptores $H_2$ aumenta a produção intracelular de AMPc via ativação de adenilatociclase. A interação da histamina com receptores $H_3$ reduz a entrada de $Ca^{2+}$ para a célula. Os receptores $H_3$ se localizam em terminações nervosas, de modo que sua ativação por histamina reduz a liberação de acetilcolina, monoaminas e da própria histamina.

Há evidências de que a histamina exerce a função de neurotransmissor no SNC, onde está envolvida com sedação e controle do apetite (envolvendo interação com receptores $H_1$), e ingestão hídrica, controle da pressão arterial e da temperatura corporal (envolvendo interação com receptores $H_1$ e $H_2$). Na periferia, a histamina promove *broncoconstrição* e *contração da musculatura lisa intestinal* (envolvendo interação com receptor $H_1$) e *estimula a secreção ácida gástrica* (envolvendo interação com receptores $H_2$). A ativação de receptores $H_1$ (resposta rápida, mas de curta duração) e $H_2$ (resposta lenta, porém sustentável) pela histamina produz *vasodilatação* (o que reduz a pressão arterial), edema, vasodilatação local e eritema da *"tríplice reação de Lewis"*. A injeção intradérmica de histamina produz *prurido* e *dor* também por ativação de receptores $H_1$ e $H_2$. A interação da histamina com receptores $H_1$ tem papel importante na resposta do organismo a antígenos, como acontece nas chamadas *reações alérgicas*.

Considerados os efeitos promovidos pela histamina, antagonistas de receptores para este autacoide têm inegável interesse terapêutico. Antagonistas de receptores $H_1$, genericamente conhecidos como *anti-histamínicos* (Tabela 11.1), são úteis no tratamento de doenças alérgicas (rinite, urticária, conjuntivite alérgica), principalmente os mais recentes (ditos de segunda geração), como a *loratidina*, por exemplo, que não produzem efeito sedativo e anticolinérgico. Alguns anti-histamínicos antigos (ditos de primeira geração), como a *difenidramina* e o *dimenidrato*, têm efeitos centrais que podem ser úteis, como a redução do enjoo por movimento, da vertigem e a produção de sedação. Alguns anti-histamínicos de primeira geração (caso da *prometazina*) produzem efeitos anticolinérgicos. Antagonistas de receptores $H_2$ são utilizados no tratamento de distúrbios de acidez gástrica. Antagonistas de receptores $H_3$, embora disponíveis, ainda não têm uso terapêutico aprovado.

# Capítulo 11 • *Farmacologia dos Anti-inflamatórios* 105

## Tabela 11.1. Estruturas químicas de alguns antagonistas de receptores $H_1$

PROMETAZINA

LORATIDINA

DIFENIDRAMINA

CLORFENIRAMINA

CLORCICLIZINA

PIRILAMINA

O *cromoglicato dissódico* e o *nedocromil* são inibidores da liberação de histamina por mastócitos evocada por complexos antígeno-anticorpo. Essas drogas têm uso por via inalatória indicado para o tratamento preventivo da asma de baixa ou moderada gravidade.

## Bradicinina

A bradicinina é um nonapeptídeo (Arg-Pro-Pro-Gly-Phe-Ser-Pro-Phe-Arg) clivado de cininogênio plasmático por calicreínas plasmática ou tecidual. A calicreína se origina da pré-calicreína em reação ativada pelo fator de Hageman (ou fator XII da cascata de coagulação do sangue). A bradicinina é inativada por ação da peptidil dipeptidase (quebra a ligação Pro-Phe), que é idêntica à enzima conversora da angiotensina. Outra forma de inativação envolve a quebra da ligação Phe-Arg por carboxipeptidase do soro, gerando o octapeptídeo conhecido como des-Arg[9]-BK, que ainda mantém atividade cininérgica.

As ações da bradicinina são mediadas por receptores $B_1$ e $B_2$. Os receptores $B_1$ são encontrados em músculos lisos, respondem à des-Arg[9]-BK, são mais facilmente ativados durante processos inflamatórios e são sensíveis à modulação positiva por citocinas, endotoxinas e fatores de crescimento. Receptores $B_2$ são do tipo acoplado à proteína $G_i$, que ativa a fosfolipase $A_2$ e libera ácido araquidônico de fosfolípides de membrana, e proteína $G_q$, que ativa a fosfolipase C, provocando aumento da concentração citoplasmática de $Ca^{2+}$ e da síntese e liberação de óxido nítrico.

As principais ações da bradicinina ocorrem via receptor $B_2$ e incluem: o estímulo de terminações livres de neurônio nociceptivo primário produzindo *dor*, *broncoconstrição*, *contração da musculatura lisa uterina* e *vasodilatação* (e consequente queda da pressão arterial). Outras ações da bradicinina, tais como estímulo de células residentes (principalmente macrófagos) para produção de interleucina-1 e fator de necrose tumoral (TNF-α), que participam como mediadores da *inflamação*, provavelmente ocorrem por ativação de receptores $B_1$.

## Eicosanoides

Este grupo é representado por uma família de compostos sintetizados a partir de ácidos graxos insaturados, principalmente derivados do ácido araquidônico (Fig. 11.2), e que participam de numerosos processos fisiológicos como, por exemplo, a secreção gástrica e o processo inflamatório. O estímulo para a liberação de ácido araquidônico é a ativação de fosfolipase $A_2$ da membrana celular. O ácido araquidônico será, então, rapidamente metabolizado por *cicloxigenases* (gerando prostaglandinas e tromboxanes) ou por *lipoxigenase* (gerando leucotrienos).

### Prostaglandinas e tromboxanes

As prostaglandinas e os tromboxanes derivam de uma cascata de reações que se iniciam com a oxidação seguida por endoperoxidação do ácido araquidônico sob ação da cicloxigenase (*COX*). A COX é enzima constitutiva da maioria das células (*COX-1* ou *constitutiva*), mas pode ser induzida por fatores séricos, fatores de crescimento ou por citocinas (*COX-2* ou *indutiva*). A partir do endoperóxido $PGH_2$, formam-se as prostaglandinas $PGE_2$, $PGF_{2\alpha}$ e $PGD_2$. A partir do endoperóxido $PGH_2$, também formam-se a prostaciclina $PGI_2$ (via prostaciclina sintase) e os tromboxanes $TXA_2$ e $TXB_2$ (via tromboxane sintase).

Os efeitos das prostaglandinas ocorrem via interação com receptores DP (para $PGD_2$), $EP_1$ a $EP_4$ (para $PGE_2$), FP (para $PGF_{2\alpha}$), IP (para $PGI_2$) e TP (para $TXA_2$), todos acoplados à proteína G do tipo $G_s$ (DP, $EP_2$ e $EP_4$), promovendo a ativação da adenilatociclase, $G_i$ ($EP_3$), promovendo inibição da adenilatociclase, ou $G_q$ ($EP_1$, $EP_3$, FP e TP), ativando a fosfolipase C, que promove aumento de $IP_3$ e diacilglicerol.

**FIGURA 11.2** • Síntese de eicosanoides.

Os principais efeitos das prostaglandinas e tromboxanes incluem: redução ($PGI_2$) ou indução ($TXA_2$) de agregação plaquetária; contração uterina ($PGF_{2\alpha}$ e $TXA_2$), o que permite o uso de PG no *aborto terapêutico*; produção de muco no estômago ($PGE_2$), o que torna possível o uso de *misoprostol* na prevenção de úlcera gástrica; e sensibilização de terminações nervosas sensitivas, exercendo importante papel na *hiperalgesia* que acompanha o processo inflamatório.

## Leucotrienos

Os leucotrienos também derivam do ácido araquidônico que, por ação da 5-lipoxigenase, é transformado em hidroperóxido e, em seguida, transformado em leucotrieno $A_4$ ($LTA_4$), do qual derivam os leucotrienos $LTB_4$ e $LTC_4$. Do $LTC_4$ derivam, ainda, os leucotrienos $LTD_4$ e $LTE_4$. Os leucotrienos interagem com receptores $cysLT_1$ e $cysLT_2$, ambos acoplados à proteína G que, quando ativada, aumenta a concentração citoplasmática de $Ca^{2+}$. Os principais efeitos dos leucotrienos incluem hiperalgesia, broncoconstrição e atuação como agente quimiotático para células residentes.

## PAF

O PAF é um composto lipídico liberado por leucócitos que promove a agregação de plaquetas e de leucócitos polimorfonucleares. O PAF atua também como fator quimiotático para neutrófilos, eosinófilos e monócitos.

## Citocinas

As citocinas são substâncias liberadas por células mononucleares, macrófagos e células dendríticas (glia) em resposta a lesão tissular e que têm importante participação no *processo inflamatório* e na *sensibilização de nociceptores* e na *febre*. Fazem parte deste grupo as interleucinas (IL) e o fator de necrose tumoral (TNF). As interleucinas compõem extensa família de proteínas (IL-1 a IL-18) que exercem funções imunomoduladoras e de regulação de tecido hematopoiético. Estudos em ratos revelaram que células de defesa que acorrem ao sítio de lesão liberam TNF do tipo $\alpha$ (TNF-$\alpha$) em duas cascatas de reações: (1) libera IL-6, que libera IL-1$\beta$, que libera prostaglandinas, e (2) libera quimiocina, que libera aminas simpatomiméticas.

## ANTI-INFLAMATÓRIOS

Há dois grandes grupos de drogas com propriedade anti-inflamatória: os glicocorticoides e os anti-inflamatórios não esteroidais (AINEs).

## Glicocorticoides

Os glicocorticoides deprimem, ou mesmo suprimem, a inflamação, efeito acompanhado de depressão do sistema imune, o que nem sempre é desejável, principalmente quando a inflamação é acompanhada de processo infeccioso. No mecanismo de ação anti-inflamatória dos glicocorticoides está envolvida a indução da síntese de *lipocortinas*, proteínas que inibem a fosfolipase $A_2$ (responsável pela liberação de ácido araquidônico), reduzindo assim o fator que desencadeia a cascata de produção de prostaglandinas.

Glicocorticoides como *beclometasona, butesonide, flunisolide, fluticasone* e *triancinolona* são utilizados por via inalatória na prevenção da crise asmática ou por via sistêmica para o tratamento da crise instalada que não responde a outros medicamentos.

## AINEs

O uso das drogas deste grupo tem origem no século XVIII, com a descrição do uso da casca do salgueiro no tratamento da febre. Da casca do salgueiro isolou-se a *salicina*, de cuja hidrólise resulta o álcool salicílico que, no organismo, é transformado em *ácido salicílico*. Com base nesses achados, o salicilato de sódio passou a ser empregado como antipirético e no tratamento da febre reumática. Do ácido salicílico sintetizou-se o *ácido acetilsalicílico (AAS)*, conhecido como *aspirina*, até hoje utilizado como *antipirético* e *anti-inflamatório*. Além desses efeitos, o ácido acetilsalicílico reduz a hiperalgesia que acompanha processos inflamatórios, sendo por isso também classificado como *analgésico*.

Em 1971 foi demonstrado que os efeitos farmacológicos do ácido acetilsalicílico e outros AINEs como a indometacina, então disponíveis, resultam da inibição da síntese de prostaglandinas, o que decorre da inibição da cicloxigenase. Mais tarde se demonstrou que os AINEs inibem tanto a COX-1 quanto a COX-2. A maioria dos AINEs não interfere com a síntese de leucotrienos. Na Tabela 11.2 são apresentadas as estruturas químicas de diversos AINEs. Alguns deles inibem seletivamente a COX-2, como o nimesulide e os coxibes (rofecoxib e celecoxib).

Dois outros compostos com baixa (*acetaminofeno* ou *paracetamol*) ou nenhuma (*dipirona*) capacidade de inibir a COX são frequentemente agrupados como AINEs. Estas duas drogas têm efeito analgésico e antitérmico, porém não têm propriedade anti-inflamatória relevante. O número de compostos do grupo é bastante elevado, e diferem entre si pela seletividade, toxicidade e farmacocinética (Tabela 11.3).

Os efeitos dos AINEs que justificam seu uso clínico como anti-inflamatórios, analgésicos e antipiréticos (ou antitérmicos) derivam de sua capacidade de inibir a COX. Os AINEs são úteis para o manejo da dor de origem inflamatória e dores em geral de baixa ou moderada intensidade. A ação antipirética dos AINEs ocorre em indivíduos em estado febril. Ao contrário dos demais AINEs, o ácido acetilsalicílico é um inibidor não seletivo e irreversível da COX, de modo que a duração de seus efeitos depende da capacidade que o tecido apresenta de sintetizar novas moléculas de enzima. A agregação plaquetária, por exemplo, é COX-dependente e as plaquetas não são capazes de gerar novas moléculas da enzima. Desse modo, mesmo em doses bastante inferiores às necessárias para garantir os demais efeitos, o ácido acetilsalicílico mantém prolongado *efeito antiagregante plaquetário*. Como consequência, o tempo de coagulação do sangue é prolongado e a formação de trombos é reduzida. Essa propriedade do ácido acetilsalicílico é útil na prevenção do infarto do miocárdio e da isquemia cerebral. Os demais AINEs são inibidores competitivos da COX.

Outros efeitos farmacológicos dos AINEs que também decorrem da inibição da COX são considerados efeitos colaterais indesejáveis. O uso de AINEs favorece a ocorrência de *gastrite*, *úlcera péptica* ou mesmo *sangramento gástrico*, dada a inibição da síntese de $PGE_2$ e $PGI_2$, que atuam como citoprotetores da mucosa gástrica porque reduzem a secreção ácida e estimulam a produção de muco (ver Capítulo 18). Inibidores seletivos da COX-2 têm menor propensão à produção de efeitos colaterais gástricos. No rim, o uso de AINEs *aumenta a retenção de água e Na+* como consequência da inibição da produção de $PGE_2$ e $PGI_2$, que normalmente inibem a reabsorção

## Tabela 11.2. Estruturas químicas de AINEs

ÁCIDO SALICÍLICO

ASPIRINA

INDOMETACINA

SULFASSALAZINA

ÁCIDO MEFENÂMICO

CETOROLACO

CETOROLACO

FENILBUTAZONA

CETOPROFENO

PIROXICAM

IBUPROFENO

NIMESULIDE

ROFECOXIB

CELECOXIB

## Tabela 11.3. Estruturas químicas do acetaminofeno e da dipirona

ACETAMINOFENO

DIPIRONA

## Tabela 11.4. Alguns dados farmacocinéticos e efeitos indesejáveis de alguns AINEs

| | TEMPO PARA O EFEITO MÁXIMO | MEIA-VIDA PLASMÁTICA | TOXICIDADE (*) |
|---|---|---|---|
| Acetaminofeno | 30-60 min | 2h | *Rash* cutâneo, hepatotoxicidade |
| Aspirina | 60 min | 15 min | Ver texto |
| Indometacina | 1-2h | 150 min | Distúrbios gástricos, alterações hematopoiéticas |
| Cetorolaco | 30-50 min | 4-6h | Distúrbios gástricos, sonolência, tontura, cefaleia |
| Dicloenaco | 2-3h | 1-2h | Distúrbios gástricos, *rash* cutâneo, alterações renais |
| Ibuprofeno | 15-30 min | 2h | Distúrbios gástricos, *rash* cutâneo, cefaleia |
| Naproxen | 2-4h | 14h | Distúrbios gástricos |
| Cetoprofeno | 1-2h | 2h | Distúrbios gástricos, alterações renais |
| Piroxicam | 2-4h | 50h | Distúrbios gástricos |

de Cl⁻ e a ação do hormônio antidiurético. Alguns indivíduos podem apresentar reações de hipersensibilidade a AINEs, caracterizada por rinite, edema angioneurótico, broncoconstrição, asma brônquica ou urticária. Essas reações parecem ser consequentes do desvio da cascata de síntese de prostaglandinas para a produção de leucotrienos. Em crianças parece haver estreita relação entre o uso de ácido acetilsalicílico e a ocorrência de *síndrome de Reye*, caracterizada por hepatite fulminante e edema cerebral.

AINEs do grupo dos salicilatos (ácido salicílico, aspirina, diflunisal, sulfassalazina) podem alterar o equilíbrio ácido-base, uma vez que estimulam a respiração de modo direto (ação sobre o centro respiratório) e indireto (aumento do consumo de oxigênio e da produção de gás carbônico por músculos esqueléticos) acarretando hiperventilação, e tendem a produzir alcalose respiratória, rapidamente compensada pelo aumento da excreção renal de bicarbonato. Doses tóxicas de salicilatos, no entanto, produzem depressão respiratória. Os salicilatos são normalmente conjugados no fígado, tendo meia-vida entre 3 e 4 horas. Interessantemente, altas doses de salicilato saturam a via metabólica e a meia-vida da droga pode aumentar excessivamente, aumentando o tempo de eliminação da droga. A intoxicação branda com salicilatos é denominada *salicismo*, caracterizado pela ocorrência de cefaleia, tontura, perda da audição, confusão mental, sede, sudorese aumentada, náusea, vômitos e diarreia.

### Inibidor da síntese de leucotrienos e antagonistas de receptores de leucotrienos

A moderna Farmacologia desenvolveu o *Zileuton*®, o *Zafirlukast*® e o *Montelukast*®, que têm demonstrado eficácia no tratamento preventivo da asma de baixa ou moderada gravidade promovendo broncodilatação e reduzindo a inflamação. O *Zileuton*® bloqueia a cascata de síntese de leucotrienos inibindo seletivamente a 5-lipoxigenase. O Zafirlukast® e o Montelukast® são antagonistas competitivos dos receptores LTD4 e LTE4 úteis também na prevenção da rinite alérgica.

## Outros anti-inflamatórios

Algumas doenças de origem inflamatória, como a artrite reumatoide e a gota, são amenizadas pelo uso de drogas que não pertencem ao grupo dos corticosteroides ou ao grupo dos AINEs.

No tratamento precoce da *artrite reumatoide* resistente a corticoides ou a AINEs podem ser utilizados *sais de ouro*, que não inibem a COX, não são primariamente anti-inflamatórios e não têm propriedade analgésica. Aparentemente, o mecanismo envolvido na ação dos sais de ouro depende da inibição da maturação e da capacidade fagocitária de células mononucleares e de células T. Sais de ouro podem ser administrados por via oral ou intramuscular. Efeitos colaterais mais frequentes dos sais de ouro envolvem reações cutâneas (eritema e até dermatite esfoliativa) e alterações de mucosas (estomatite, gastrite, traqueíte, colite, vaginite).

A *gota* é uma doença inflamatória caracterizada por níveis elevados de ácido úrico no sangue (decorrente de produção excessiva ou eliminação renal lenta de ácido úrico), ocasionando deposição de cristais de ácido úrico nos rins e articulações. A presença de cristais nas articulações provoca intensa reação inflamatória no local. A hiperuricemia está relacionada ao aumento da produção de xantinas a partir de purinas decorrentes do metabolismo de ácidos nucleicos. No tratamento da gota, pode-se: (1) reduzir a síntese de ácido úrico utilizando o *alopurinol;* (2) inibir a passagem de leucócitos para o interior da articulação utilizando a *colchicina;* ou (3) aumentar a eliminação renal de ácido úrico utilizando a *probenecida* ou a *sulfimpirazolona.*

## O EFEITO ANTITÉRMICO DOS AINEs

A temperatura corporal é regulada pelo hipotálamo que, entre outras funções, controla o balanço entre mecanismos de produção e perda de calor corporal. Infecção ou danos teciduais causados por processos inflamatórios aumentam a produção de pirógenos endógenos, representados por citocinas como o TNF-$\alpha$, IL-1$\beta$, IL-6, o CRF e ET-1. O aumento da concentração de citocinas aumenta a síntese de $PGE_2$ no hipotálamo. O aumento da síntese de $PGE_2$ aumenta a produção de AMPc, o que, por sua vez, dispara o mecanismo hipotalâmico que eleva a temperatura corporal. Desse modo, o efeito antitérmico dos AINEs parece resultar da inibição da síntese de $PGE_2$. No entanto, esse mecanismo não parece ser o utilizado pela dipirona, analgésico que apresenta elevada potência como antitérmico.

### Bibliografia

Brown NJ, Roberts LJ. Histamine, bradykinin, and their antagonists. In: Hardman JG, Limbird LE, Gilman AG (eds.). Goodman and Gilman's The Pharmacological Basis of Therapeutics. The McGraw-Hill Companies 2001; pp. 645-668.

Clària J, Romano M. Pharmacological intervention of cyclooxygenase-2 and 5-lipoxygenase pathways. Impact on inflammation and cancer. Curr Pharm Des 2005;11:3431-3447.

Ferreira SH. Prostaglandins, pain, and inflammation. Agents Actions Suppl 1986;19:91-98.

Hinz B, Brune K. Antipyretic analgesics: nonsteroidal antiinflammatory drugs, selective COX-2 inhibitors, paracetamol and pyrazolinones. Handb Exp Pharmacol 2007;177:65-93.

Malvar DC, Soares DM, Fabrício ASC, Kanashiro A, Machado RR, Figueiredo MJ, Rae GA, De Souza GE. The antipyretic effect of dipyrone is unrelated to inhibition of PGE(2) synthesis in the hypothalamus. Br J Pharmacol 2011;162:1401-1409.

Morrow JD, Roberts LJ. Lipid-derived autacoids: eicosanóides and platelet-activating factor. In: Hardman JG, Limbird LE, Gilman AG (eds.). Goodman and Gilman's The Pharmacological Basis of Therapeutics. The McGraw-Hill Companies 2001; pp. 669-686.

Paulus HE, Whitehouse MW. Nonsteroid anti-inflammatory agents. Annu Rev Pharmacol 1973;13:107-125.

Perrone MG, Scilimati A, Simone L, Vitale P. Selective COX-1 inhibition: A therapeutic target to be reconsidered. Curr Med Chem 2010;17:3769-3805.

Roth J, De Souza GE. Fever induction pathways: evidence from responses to systemic or local cytokine formation. Braz J Med Biol Res 2001;34:301-314.

Sawynok J. Topical and peripherally acting analgesics. Pharmacol Rev 2003;55:1-20.

# 12 Farmacologia da Dor

## INTRODUÇÃO

A dor foi definida pela Associação Internacional para o Estudo da Dor como uma "sensação desagradável produzida por lesão tecidual potencial ou de fato, ou, ainda, descrita em termos que sugerem tal lesão". Analgésicos (ou antiálgicos) são drogas capazes de reduzir ou abolir a dor preexistente. Diversas drogas, atuando por mecanismos diversos, apresentam tal propriedade (e serão discutidas ou lembradas ao longo deste capítulo), porém nem todas são farmacologicamente classificadas como analgésicos. Esta denominação está ainda restrita aos analgésicos anti-inflamatórios, que são considerados analgésicos fracos, e aos analgésicos opioides, que são considerados analgésicos potentes. Para compreender o mecanismo dessas e de outras drogas analgésicas é necessário rever a fisiologia da dor.

## VIAS DA NOCICEPÇÃO

A percepção do estímulo nocivo (estímulo químico, físico ou biológico capaz de provocar lesão) depende da ativação de algum ponto da *via nociceptiva*. A via nociceptiva se inicia por terminações livres (*nociceptores*) de fibras nervosas dos tipos Aδ (mielinizada) ou C (amielínicas). Essas fibras são ramos periféricos do *neurônio aferente primário* (NAP), neurônio do tipo pseudounipolar cujo corpo celular se encontra no gânglio da raiz dorsal (Fig. 12.1). Do corpo celular do NAP emerge um ramo central que adentra o sistema nervoso central pela raiz dorsal da medula espinal. Ao chegar ao corno dorsal da medula espinal, este ramo forma sinapse com células espinais de segunda ordem ou neurônio espinal nociceptivo.

As células espinais de segunda ordem podem ser: (1) de *alto limiar*, que estão localizadas principalmente nas lâminas I e II, mais

**FIGURA 12.1** • Esquema de um neurônio aferente primário.

superficiais do corno dorsal da medula espinal e que respondem apenas a estímulos de alta intensidade (portanto, potencialmente nocivos); ou (2) *de faixa dinâmica ampla*, localizadas principalmente na lâmina V do corno dorsal da medula espinal e que respondem a estímulos nocivos ou não nocivos. As células de segunda ordem contêm inúmeros dendritos, o que lhes permite a comunicação com diversas células vizinhas ou próximas.

Axônios principais das diversas células nociceptivas espinais se juntam em tratos ascendentes e conduzem a informação nociceptiva até estruturas do tronco cerebral e do diencéfalo. O trato mais estudado é o *trato espinotalalâmico* (TET), que conduz informações nociceptivas da medula espinal diretamente a núcleos do tálamo. O TET tem um componente lateral (formado principalmente por axônios de células da lâmina I que percorrem a parte lateral do quadrante anterolateral da medula espinal e terminam no tálamo lateral) e um componente medial (formado principalmente por axônios de células da lâmina V que percorrem a parte anterior do quadrante anterolateral da medula espinal). Axônios das células talâmicas nociceptivas dirigem-se finalmente ao córtex sensoriomotor.

Outros tratos conhecidos são: o *trato espinocervicotalâmico*, que se dirige ao tálamo, mas utiliza uma estação intermediária no núcleo cervical lateral; o *trato espinopontoamigdalar*, que utiliza o núcleo parabraquial como relê para a amígdala e que está envolvido no processamento do medo e memória da dor e com respostas comportamentais e autonômicas a estímulos nocivos, tais como vocalização, imobilidade, midríase e respostas cardiorrespiratórias; o *trato espinomesencefálico*, com projeções espinais à matéria cinzenta periaquedutal e ao colículo superior, e envolvido no controle da homeostase e na ativação de mecanismos autonômicos e motores do sistema de defesa; o *trato espinorreticular*, com projeções à formação reticular e aparentemente importante para a ativação de núcleos bulbares envolvidos no controle descendente da nocicepção. Vias espinais relacionadas com alterações hormonais que acompanham a resposta a estímulos nocivos dirigem-se diretamente ao hipotálamo (*trato espinohipotalâmico*) ou à amígdala (*trato espinoamigdalar*) ou utilizam o núcleo parabraquial como estação intermediária (*trato espinopontohipotalâmico*). Informações nociceptivas viscerais e somáticas profundas são integradas pelos núcleos grácil e cuneato, que formam a chamada *via de neurônios pós-sinápticos da coluna dorsal*.

**FIGURA 12.2** • Mecanismo descendente do controle espinal da nocicepção. *Em azul*, sinapses excitatórias; *em cinza*, sinapses inibitórias. PAG, matéria cinzenta periaquedutal; LC, *locus coeruleus*; NGC, núcleo gigantocelular; NRM, núcleo magno da rafe.

## VIAS DE CONTROLE DA NOCICEPÇÃO

Diversas estruturas cerebrais já foram identificadas como participantes do mecanismo central denominado *controle descendente da nocicepção*, capaz de modular a entrada de estímulos nociceptivos na medula espinal (Fig. 12.2). A estimulação elétrica da substância cinzenta periaquedutal, a primeira a ser descrita como participante de tal mecanismo, promove efeito antinociceptivo em animais de laboratório e analgesia em seres humanos portadores de dor aguda ou crônica. Algumas regiões do córtex cerebral, o hipotálamo lateral e o núcleo pretectal anterior também participam desse mecanismo. Estímulos que chegam a essas estruturas não descem diretamente à medula espinal, mas ativam células de estruturas do tronco cerebral ventromedial, como o serotoninérgico núcleo magno da rafe, e os noradrenérgicos núcleos reticular gigantocelular, núcleo parabraquial e *locus coeruleus*, que funcionam como estações intermediárias. Axônios de células destas estruturas descem pelo *funículo dorsolateral* até o corno dorsal da medula espinal onde facilitam (mecanismo serotoninérgico utilizando receptores 5-HT$_3$) ou inibem (mecanismo noradrenérgico utilizando receptores $\alpha_2$) diretamente a passagem do impulso nociceptivo do aferente primário para a célula espinal. O controle inibitório da passagem do impulso nociceptivo pode, ainda, utilizar neurônio intrínseco da medula espinal. Neste caso, são reconhecidos pelo menos três tipos de neurônios intrínsecos espinais: colinérgico (ativado por via descendente noradrenérgica), opioide (ativado por via descendente serotoninérgica utilizando receptores 5-HT$_1$) e gabaérgico (ativado por via descendente noradrenérgica).

Diversas drogas não classificadas como analgésicos são úteis no controle de dores crônicas aparentemente porque intensificam o controle descendente da nocicepção. É o caso de antidepressivos, que inibem a recaptação neuronal de noradrenalina e serotonina e têm largo emprego no controle da dor neuropática. Os mais utilizados para este fim são os *derivados tricíclicos* (*amitriptilina, imipramina* e *clomipramina*), normalmente em doses bem menores que as necessárias para a obtenção do efeito antidepressivo. *Agonistas colinérgicos* (como a *epibatidina*) ou *anticolinesterásicos* (como a *neostigmina*) ativam ou intensificam mecanismos colinérgicos espinais, respectivamente. *Agonista GABA$_B$* (*baclofen*) ativa mecanismo gabaérgico espinal, e *agonistas* $\alpha_2$ *adrenérgicos* (*clonidina* e *dexmedetomidina*) atuam como analgésicos potentes, principalmente quando administrados por via espinal, mas em decorrência do mesmo mecanismo, produzem intensa sedação.

## MEDIADORES DA NOCICEPÇÃO

### Mediadores da nocicepção na periferia

Os nociceptores atuam como sensores capazes de gerar potenciais de ação em resposta a estímulos nocivos, normalmente de alta intensidade. Tecidos lesados liberam diversas moléculas que são também capazes de estimular o nociceptor ou de alterar a sensibilidade do nociceptor a estímulos. Adicionalmente, essas moléculas podem desencadear uma cascata de reações que geram outras moléculas que também são capazes de alterar a sensibilidade do nociceptor a estímulos. Desse modo, processo inflamatório ou doença aumenta a sensibilidade dos nociceptores, propiciando a geração espontânea de potenciais ou facilitando a geração de potenciais em resposta a estímulos nocivos ou mesmo a estímulos normalmente não nocivos.

*Anestésicos locais* como a *lidocaína, antiarrítmicos* como a *mexiletina* e *anticonvulsivantes* como a *carbamazepina, oxcarbazepina, fenitoína, lamotrigine* e *topiramato*, são inibidores de canais de Na$^+$ que tem uso frequente no manejo da dor neuropática. Adicionalmente a carbamazepina e a lamotrigine inibem a liberação de glutamato, o topiramato potencia a inibição gabaérgica espinal e bloqueia receptores tipo AMPA e kainato e canais de Ca$^{2+}$ operados por voltagem.

O NAP sintetiza diversas substâncias que podem ser liberadas por seus terminais periférico e central. Os terminais do NAP contêm receptores para as substâncias que produz e libera, e também para substâncias produzidas extraneuralmente na área de lesão. A lesão celular provocada por estímulo nocivo expõe ácidos graxos da membrana celular à fosfolipase A$_2$, reação que serve como estímulo para a liberação de ácido araquidônico. O ácido araquidônico é metabolizado por *ciclioxigenases*, gerando prostaglandinas e tromboxanes, ou por *lipoxigenase*, gerando leucotrienos. Estes eicosanoides *sensibilizam nociceptores*, amplificando a resposta do nociceptor a estímulos aplicados à região.

Do sistema de coagulação do sangue é sintetizada e liberada a bradicinina, peptídeo capaz de promover nocicepção (via receptores B$_2$), sensibilização de nociceptores (fenômeno denominado *hipersensibilidade periférica*), e ativação da liberação de TNF-$\alpha$ por células residentes (provavelmente via receptores B$_1$). Por sua vez, o TNF-$\alpha$ estimula outras células residentes a liberarem interleucinas (particularmente IL-1$\beta$ e IL-6) que favorecem a síntese de prostaglandinas. Além dessas substâncias, a histamina e a serotonina também participam de mecanismos que sensibilizam nociceptores. O ATP e íons H$^+$, presentes em todas as células, também podem ser liberados para o meio extracelular após injúria tecidual. O ATP interage com receptores P2X$_3$ (receptores de canais de cátion) presentes em nervos sensitivos. Íons H$^+$, que podem interagir com canais iônicos ácido-sensíveis de nervos sensoriais, não têm seu papel na nocicepção ainda esclarecido.

O esquema apresentado na Figura 12.3 resume as alterações periféricas capazes de produzir ou intensificar mecanismos geradores de nocicepção, e as drogas analgésicas cuja ação envolve

**FIGURA 12.3** • Alterações da sensibilidade do nociceptor promovidas por substâncias liberadas em resposta a estímulo lesivo de tecido periférico.

modificações desses mecanismos. Incluem-se os *anti-inflamatórios não esteroidais* (*aspirina* e análogos), que são inibidores da cicloxigenase, a *dipirona*, que inibe mecanismos de hipersensibilização do nociceptor, e o *acetaminofeno* (ou paracetamol, de mecanismo de ação ainda não esclarecido), drogas já consideradas anteriormente.

## Mediadores da nocicepção na medula espinal

A passagem do impulso nervoso do aferente primário para a célula espinal é feita principalmente à custa de liberação de *glutamato*. A resposta da célula espinal ou sua ativação por estímulos nocivos de baixas frequências (considerados como estímulos nocivos "fisiológicos") envolve a interação do glutamato com receptores do tipo AMPA/kainato, que são receptores acoplados a canais de Na$^+$. O glutamato também atua em receptores do tipo NMDA que são receptores acoplados a canais de Ca$^{2+}$. Na vigência de estímulos nocivos de baixa frequência, no entanto, íons Mg$^{2+}$ bloqueiam os canais de Ca$^{2+}$ e não permitem a passagem de Ca$^{2+}$ do meio extra para o intracelular.

Na vigência de estímulos nocivos de alta frequência (considerados "não fisiológicos"), como ocorre nas dores persistentes, substância P e possivelmente o peptídeo relacionado ao gene da calcitonina (CGRP) são coliberadas com o glutamato. Esses peptídeos interagem com receptores NK$_1$ e NK$_2$ respectivamente, removendo o bloqueio imposto pelos íons Mg$^{2+}$. Nessa condição, a interação do glutamato com receptores NMDA abre canais de $Ca^{2+}$ e permite a passagem de $Ca^{2+}$ do meio extra para o intracelular, o que gera o fenômeno de *"wind-up"*. Na vigência do *"wind-up"* a resposta basal da célula espinal é amplificada e prolongada mesmo quando a entrada de estímulos nocivos permanece a mesma. Este quadro em que a resposta de células espinais a estímulos nocivos persistentes está facilitada ou mesmo amplificada é chamado de *hipersensibilidade central*.

Drogas como a *cetamina* e o *dextrometorfano* (antagonistas de receptores NMDA), *gabapentina* e *pregabalina* (bloqueadores da subunidade $\alpha_2\delta$ de canais de cálcio tipo N e P) tem sido também empregados como analgésicos para o controle de dor persistente.

## OPIOIDES

São denominadas opioides as drogas que promovem efeitos farmacológicos semelhantes aos do ópio (Tabela 12.1). Diversos alcaloides são encontrados no ópio e, por esse motivo, são denominados *opiáceos*. Os opiáceos mais importantes são a *morfina*, a *codeína*, a *tebaína* e a *papaverina*. A propriedade analgésica do ópio é conhecida há mais de 5.000 anos, mas essas drogas foram rapidamente reconhecidas como capazes de promover diversos outros efeitos, vários deles indesejáveis. Mais recentemente foi possível estabelecer o modo de ação dessas drogas graças à descoberta dos *receptores opioides* e dos *opioides endógenos*.

### Receptores opioides

Os opioides interagem com pelo menos cinco tipos de receptores já identificados. São mais bem conhecidos os tipos $\mu$ (ou MOP), $\delta$ (ou DOP) e $\kappa$ (KOP), todos acoplados à proteína $G_i$. A interação de agonistas opioides com esses receptores inibe a atividade da adenilatociclase. O mecanismo de ação dos opioides envolve a ativação de correntes de $K^+$ operada por receptor (gerando hiperpolarização) e a supressão de correntes de cálcio operadas por voltagem (reduzindo o influxo de cálcio indispensável para a liberação de neurotransmissores). A maioria dos efeitos opioides de interesse clínico, no entanto, resulta de interação com receptores do tipo $\mu$.

Os receptores opioides estão amplamente distribuídos no sistema nervoso central e, de modo geral, a localização do receptor está diretamente relacionada com o efeito farmacológico do opioide. Nas lâminas I, II e V do corno dorsal da medula espinal e nas lâminas I, II e V do núcleo do trigêmeo são encontrados receptores $\mu$-, $\delta$- e $\kappa$-opioides que participam do controle da passagem do estímulo nociceptivo do neurônio aferente primário para a célula de segunda ordem. Como resultado da interação de opioides com esses receptores obtém-se a redução da entrada de impulsos nociceptivos na medula espinal. No centro respiratório são encontrados receptores $\mu$-opioides que, quando ativados, reduzem a resposta das células locais ao $CO_2$. Como resultado, a frequência respiratória é diminuída podendo resultar em apneia nos casos de dose excessiva de opioide. Receptores $\mu$-, e provavelmente $\kappa$-opioides são encontrados no centro da tosse no tronco cerebral. A interação de opioides com esses receptores deprime o reflexo da tosse resultando em efeito antitussígeno. Na área postrema (conhecida como zona de gatilho do vômito), a interação de opioides com receptores do tipo $\mu$ produz náuseas e vômitos.

### Opioides endógenos

Inicialmente descritos como locais para a interação com opioides exógenos, os receptores opioides estão, na verdade, disponíveis para interação com *opioides endógenos*, estruturas

## Tabela 12.1. Estruturas químicas de alguns opioides

proteicas produzidas pelo próprio organismo. Os opioides endógenos conhecidos pertencem a quatro famílias que diferem entre si conforme o precursor utilizado para sua síntese. Temos, então, as *encefalinas* (derivadas da proencefalina), *endorfinas*, (derivadas da pró-ópio-melanocortina ou POMC), as *dinorfinas* (derivadas da prodinorfina), e a *orfanina FQ* (ou *nociceptina*, derivada da proorfanina). Os três primeiros contêm o núcleo comum Tyr-Gly-Gly-Phe em suas estruturas químicas. Os genes que codificam os precursores dos quatro peptídeos citados são conhecidos. São reconhecidas, também, as *endomorfinas* (tipos 1 e 2), cujos genes ainda não foram clonados e que não contêm o citado núcleo em sua estrutura. Os peptídeos opioides e seus precursores estão amplamente distribuídos no sistema nervoso central e em algumas estruturas periféricas.

## Analgésicos opioides

Há diversos opioides disponíveis para uso clínico no Brasil (Tabela 12.2). O mais conhecido é a *morfina*, que é considerada o protótipo do grupo. Todos exibem ampla gama de efeitos farmacológicos atuando via interação com receptores localizados na periferia ou no sistema nervoso central.

O *efeito analgésico* dos opioides é a principal justificativa para seu uso clínico. Os opioides interagem com receptores opioides localizados em estruturas nervosas centrais envolvidas no controle descendente da nocicepção. Aparentemente, o efeito analgésico resulta de interação dos opioides com receptores $\mu$ da matéria cinzenta periaquedutal, o que removeria a inibição gabaérgica de neurônios locais cujos axônios se projetam para núcleos do tronco cerebral e de neurônios desses núcleos que se projetam à medula espinal. A administração de opioides por via espinal também promove analgesia, o que parece derivar de interação da droga com receptores $\mu$ e $\delta$ localizados em terminais centrais do neurônio aferente primário. Além desses locais, o efeito analgésico dos opioides pode resultar, também, de interação com receptores $\mu$, $\delta$ e $\kappa$ encontrados em células de gânglios da raiz dorsal. Finalmente, os opioides podem promover analgesia atuando em receptores opioides localizados em nociceptores. Esses receptores, ao que se sabe, são ativos na vigência de processo inflamatório e neles se ligam opioides endógenos liberados por células do sistema imune que se deslocam para a área de lesão.

Os diversos opioides apresentados na Tabela 12.2 se diferenciam pela seletividade por diferentes tipos de receptores opioides, potência do efeito farmacológico e, principalmente pela duração do efeito analgésico. Opioide de longa duração (*metadona*) é indicado principalmente para o controle de dor crônica causada por câncer ou são eventualmente prescritos para o manejo de dores neuropáticas incoercivas. Opioide de curta duração (*fentanil*) é normalmente utilizado no manejo da dor intra e pós-cirúrgica. É importante salientar, no entanto, a disponibilidade de formulações especiais que permitem que opioide de duração de ação moderada, como a morfina (na forma de cápsulas de liberação lenta), ou de duração curta, como o fentanil (na forma de adesivo transdérmico), possa atuar por períodos bastante longos. A heroína, produto da acetilação da morfina, é cerca de três vezes mais potente que a morfina, inclusive quanto ao efeito euforizante, o que lhe confere elevado potencial de produção de dependência. Por essa razão, não é empregada clinicamente como analgésico.

A codeína tem efeito analgésico fraco que decorre da transformação em morfina de cerca de 10% da dose administrada. Apesar disso, a codeína apresenta importante *efeito antitussígeno*.

Os demais efeitos farmacológicos dos opioides, no entanto, são considerados efeitos colaterais indesejáveis, a maioria previsível e de fácil controle. Podem ocorrer *sedação* e *disforia*. Efeito periférico importante é a *constipação intestinal* (resultante da redução do peristaltismo do intestino grosso que pode chegar até o espasmo), que requer o uso associado de laxante durante tratamentos prolongados. *Prurido* e *retenção urinária* podem ocorrer tanto após a administração do opioide tanto por via sistêmica quanto espinal. O prurido percebido no local da injeção de morfina decorre da liberação local de histamina. Já o prurido em locais distantes da injeção depende apenas em parte desse mecanismo. A retenção urinária decorre de efeito agonista $\mu$ e $\delta$ que aumenta o tônus do esfíncter vesical e tem maior importância em pacientes portadores de prostatismo. *Rubor facial* consequente ao efeito vasodilatador do opioide é bastante frequente.

## Tabela 12.2. Opioides de uso clínico no Brasil

| OPIOIDE | VIA | DOSE (MG) | DURAÇÃO (H) | μ | δ | κ | OBSERVAÇÕES |
|---|---|---|---|---|---|---|---|
| Morfina | IM/SC | 10 | 4 a 5 | +++ | + | ++ | |
| | VO | 60 | 4 a 7 | | | | |
| Codeína | IM | 130 | 4 a 6 | + | + | + | Analgesia decorre da metabolização |
| | VO | 200 | 4 a 6 | | | | de codeína em morfina |
| Metadona | IM/SC | 10 | 12 | +++ | | | |
| | VO | 20 | | | | | |
| Meperidina | IM/SC | 75 | 3 a 5 | ++ | + | + | Metabolizada a normeperidina, que |
| | VO | 300 | 4 a 6 | | | | tem propriedade convulsivante |
| Oxicodona | VO | 30 | 4 a 5 | | | | |
| Fentanil | IM | 0,1 | 1 a 2 | +++ | | | |
| Tramadol | VO | 50-100 | 4 a 6 | + | | | Enatiômeros: (+) inibe $U_1$ de 5-HT; (−) inibe $U_1$ de NAd e estimula receptores $\alpha_2$ adrenérgicos |
| Buprenorfina | IM | 0,4 | 4 a 5 | P | | −− | Efeito agonista quando usada isoladamente |
| | SL | 0,4 a 0,8 | 5 a 6 | | | | Antagonista quando usada junto com morfina |
| Pentazocina | IM/SC | 30 a 60 | 4 a 6 | P | | + | Efeito agonista quando usada isoladamente |
| | VO | 180 | 4 a 6 | | | | Antagonista quando usada junto com morfina |
| Nalbufina | IM | 10 | 4 a 6 | −− | | ++ | |
| Naloxona | IM | 0,4 a 0,8 | 1 a 2 | −−− | − | −− | Antagonista opioide |
| | IV | | | | | | |

Abreviaturas: IM, intramuscular; SC, subcutânea; VO, oral; IV, intravenosa; SL, sublingual; P, agonista parcial.

Os opioides *contraem o esfíncter de Oddi*, o que favorece o aumento da pressão no ducto biliar. Finalmente, induzem *tolerância* e *dependência física*, efeitos que justificam o controle restrito que se faz do uso dessas drogas.

Os opioides são absorvidos por diversas vias, sendo usadas com mais frequência as vias oral, subcutânea e intramuscular. A via sublingual ou retal é frequentemente utilizada em pacientes sensíveis ao efeito emético dos opioides. Opioides de alta lipossolubilidade, como o fentanil, podem ser acondicionados em adesivos transdérmicos de modo a garantir concentração analgésica plasmática por períodos bastante longos. Finalmente, a morfina administrada por via epidural ou intratecal também promove efeito analgésico intenso e duradouro.

## Antagonistas opioides

O antagonista opioide mais utilizado no Brasil é a naloxona, capaz de antagonizar todos os efeitos opioides, exceto a dependência física. É particularmente eficaz na reversão do efeito depressor respiratório dos agonistas μ-opioides. O naltrexone possui perfil de efeito similar ao da naloxona, porém tem duração de efeito mais longa, o que o indica para o tratamento de dependência a opioides (particularmente à morfina e heroína) e ao álcool.

## Metabolismo dos opioides

Os opioides são metabolizados pelo fígado sofrendo reações em fase 1 ou fase 2. A fase 1 promove oxidação ou hidrólise do opioide e envolve enzimas do complexo citocromo P450. A fase 2 conjuga o opioide a substâncias hidrofílicas como ácido glicurônico, sulfato, glicina e glutationa. A morfina, por exemplo, é metabolizada apenas na fase 2. Codeína, oxicodona, metadona e tramadol, por exemplo, são metabolizados apenas na fase 1.

### Bibliografia

Al-Sayed AA, Al-Numay AM. Update and review on the basics of pain management. Neurosciences (Riyadh) 2011;16:203-212.

Benarroch EE. Descending monoaminergic pain modulation: bidirectional control and clinical relevance. Neurology 2008;71:217-221.

Brick N. Carbamazepine for acute and chronic pain in adults. Clin J Oncol Nurs 2011;15:335-336.

DeFrates S, Cook AM. Pharmacologic treatment of neuropathic pain following spinal cord injury. Orthopedics 2011;34:203.

Jefferies K. Treatment of neuropathic pain. Semin Neurol 2010;30:425-342.

Martin TJ, Eisenach JC. Pharmacology of opioid and nonopioid analgesics in chronic pain states. J Pharmacol Exp Ther 2001;299:811-817.

Martin WR. Pharmacology of opioids. Pharmacol Rev 1983;35:283-323.

Maizels M, Mccarberg B. Antidepressants and Antiepileptic Drugs for Chronic Non-Cancer Pain. Amer Fam Phys 2005;71:483-490.

Millan MJ. Descending control of pain. Prog Neurobiol 2002;66:355-474.

Ren K, Dubner R. Descending modulation in persistent pain: an update. Pain 2002;100:1-6.

Sawynok J. Topical and peripherally acting analgesics. Pharmacol Rev 2003;55:1-20.

Servin FS, Billard V. Remifentanil and other opioids. Handb Exp Pharmacol 2008;182:283-311.

Stein C, Zöllner C. Opioids and sensory nerves. Handb Exp Pharmacol 2009;194:495-518.

Verri WA Jr, Cunha TM, Parada CA, Poole S, Cunha FQ, Ferreira SH. Hypernociceptive role of cytokines and chemokines: targets for analgesic drug development? Pharmacol Ther 2006;112:116-138

Zöllner C, Stein C. Opioids. Handb Exp Pharmacol 2007;177:31-63.

Zuliani V, Rivara M, Fantini M, Costantino G. Sodium channel blockers for neuropathic pain. Expert Opin Ther Pat 2010;20:755-779.

# 13 Farmacologia dos Antimicrobianos

## INTRODUÇÃO

O antibiótico é uma substância produzida por microrganismos (bactérias, fungos ou actinomicetos) capaz de alterar o desenvolvimento ou interromper a vida de outros microrganismos. Atualmente, o termo antibiótico engloba também agentes antimicrobianos sintéticos. A eficiência dos antimicrobianos depende de sua *toxicidade seletiva*, ou seja, de sua capacidade de controlar o crescimento ou divisão celular do microrganismo ou mesmo matá-lo quando usado em concentrações que não afetam as células do hospedeiro.

## CLASSIFICAÇÃO

Antibióticos são classificados como *bacteriostáticos* ou *fungistáticos* (quando não matam, mas inibem o crescimento ou a divisão celular do microrganismo invasor) e *bactericidas* ou *fungicidas* (quando matam o microrganismo invasor). O uso de bacteriostático prevê que o hospedeiro seja capaz de se defender do microrganismo invasor. Conforme o mecanismo de ação os antibióticos podem, ainda, ser classificados como:

- Inibidores enzimáticos do metabolismo de folato (sulfonamidas e trimetoprim);
- Inibidores da síntese da parede bacteriana (penicilinas, cefalosporinas, cicloserina, vancomicina, bacitracina e antifúngicos da família dos azóis);
- Drogas que alteram a membrana celular do microrganismo favorecendo a saída de elementos intracelulares (anfotericina B, nistatina e polimixina);
- Inibidores reversíveis da síntese de proteínas por ligação com subunidade ribossômica 30S ou 50S (cloranfenicol, eritromicina, tetraciclinas, clindamicina);

- Drogas que alteram a síntese proteica ligando-se à subunidade ribossômica 30S (amino-glicosídeos);
- Drogas que alteram o metabolismo de ácidos nucleicos do microrganismo (rifamicinas e quinolonas).

Os antibióticos são classificados, também, como de *pequeno* ou de *amplo espectro* conforme atinjam número restrito ou elevado de espécies de microrganismos, respectivamente.

## USO CLÍNICO DE ANTIBIÓTICOS

Em Odontologia, os antibióticos são utilizados para o controle de infecções odontogênicas e não odontogênicas, bem como na profilaxia contra infecções locais em pacientes de risco (endocardite, próteses cardíacas etc.) ou, ainda, em certos procedimentos cirúrgicos. Na vigência de um quadro infeccioso, a escolha do antibiótico será mais segura quando for possível identificar o microrganismo invasor (exame bacteriológico de cultura) e, melhor ainda, se for possível estabelecer sua sensibilidade à ampla gama de antibióticos (antibiograma). Tanto a cultura quanto o antibiograma são exames demorados e, dependendo da gravidade do quadro infeccioso, a terapêutica deverá ser instalada mesmo sem tais resultados. Mesmo nesses casos será útil a obtenção de material biológico antes de se iniciar a antibioticoterapia. Mais tarde, o resultado do exame permitirá ao clínico avaliar qual a probabilidade de obter sucesso com a manutenção da droga inicialmente escolhida ou se deverá substituí-la por outra medicação. Não sendo possível essas providências, a escolha do antibiótico dependerá da experiência do clínico com a história clínica do paciente, quadro infeccioso e local da infecção ou do uso empírico de antibióticos, então usados isoladamente ou em associação. Considerando que as infecções de origem odontogênica são de natureza polimicrobiana de organismos da microbiota da cavidade bucal, existe consenso em que os antibióticos de escolha, na ausência de cultura e antibiograma, sejam do grupo dos betalactâmicos (como veremos adiante), e alguns clínicos recomendam o uso desses antibióticos associados a clavulanatos. As aminopenicilinas (ampicilina e amoxicilina) são os antibióticos mais frequentemente indicados na prevenção de bacteriemia consequente a procedimentos exodônticos ou endodônticos. A eritromicina é alternativa para o tratamento de infecções já instaladas, mas não é indicada para infecções periodontais. Nesses casos, são preferidos as tetraciclinas, o metronidazol e a clindamicina, que penetram melhor no fluido gengival. O metronidazol é um derivado sintético normalmente utilizado para o controle de doenças causadas por protozoários, como *T. vaginalis*, *E. histolytica* e *G. lamblia*. O metronidazol é bastante eficaz também contra infecções por cocos anaeróbicos, propriedade que o indica para o tratamento da periodontite.

O sucesso da terapia antimicrobiana depende de alguns fatores:

- Eficácia de sua concentração: a passagem do antibiótico para sítios de infecção localizados no sistema nervoso central, por exemplo, depende de sua capacidade de atravessar a barreira hematoencefálica. O tratamento de prostatite bacteriana também é dificultado por barreira representada pelo epitélio prostático e pelo fato do pH do líquido prostático ser relativamente ácido. Por tal motivo, antibióticos ácidos (de pKa muito baixo) são pouco úteis nos casos de infecções prostáticas.
- Sistema de defesa do paciente: uma vez que o controle da infecção dependerá da redução da população de microrganismos pelo antibiótico e da capacidade do indivíduo de eliminar o agente infeccioso. A idade, fatores genéticos e estado nutricional do paciente, e a

qualidade da função renal e hepática e fenômenos alérgicos são fatores que influenciam o resultado da terapia com antibióticos.

- Sensibilidade do microrganismo ao antibiótico: pois frequentemente o antibiótico escolhido não controla o crescimento bacteriano mesmo quando usado em concentração máxima tolerada pelo paciente. Este quadro, conhecido como *resistência bacteriana*, decorre de alterações genéticas (tais como mutações espontâneas do DNA da bactéria ou transferência de DNA de um microrganismo para outro) ou de alterações na forma como a bactéria expressa proteínas (alterações da célula bacteriana que reduzem o acúmulo intracelular do antibiótico, produzem enzima que inativa o antibiótico ou modificam o local de ação do antibiótico).

- Custo do antibiótico.

É importante salientar que, além dos efeitos esperados contra o microrganismo invasor, o uso de antibióticos afetará, também, a microflora bacteriana normal que é encontrada nos intestinos e nos tratos respiratório e geniturinário. Esse efeito pode permitir o crescimento de microrganismos oportunistas resistentes ao antibiótico, fenômeno conhecido como *superinfecção*, normalmente de difícil tratamento.

Frequentemente os antibióticos são utilizados de modo inadequado, o que tende a aumentar o número de bactérias resistentes. São os casos: (1) em que o tratamento é estabelecido com dosagem inadequada; (2) em que o antibiótico é utilizado para o tratamento de febre de longa duração, porém de origem desconhecida; (3) em que o quadro infeccioso é provocado por microrganismo que sabidamente não é sensível a antibióticos; (4) em que o antibiótico, sem outro procedimento, é usado para o controle de processo infeccioso que se desenvolve em presença de corpo estranho, abscesso ou tecido necrosado.

## SULFONAMIDAS

As sulfonamidas (Tabela 13.1) são bacteriostáticos de síntese capazes de inibir a síntese bacteriana de ácido fólico de bactérias Gram-positivas e Gram-negativas (antimicrobiano de amplo espectro). Esse efeito decorre de inibição competitiva da diidropteroato-sintase, enzima bacteriana que favorece a incorporação do ácido para-aminobenzoico ao ácido diidropteroico, precursor da síntese de ácido fólico. Desse modo, bactérias que necessitam sintetizar seu próprio ácido fólico têm sua reprodução interrompida pela sulfonamida. A maioria das sulfas é bem absorvida por via oral, sendo o intestino delgado o sítio de maior absorção, e se distribui por todo o organismo, atravessando com facilidade a maioria das barreiras (inclusive a barreira placentária). Sofrem acetilação no fígado e são eliminadas pela urina na forma inalterada ou acetilada.

As sulfonamidas são classificadas em: (1) sulfas de absorção e excreção rápidas (*sulfisoxazol, sulfadiazina*); (2) sulfas de baixa taxa de absorção após administração oral (*sulfassalazina*), utilizadas no controle da colite ulcerativa; (3) sulfas de absorção rápida e eliminação lenta (*sulfadoxina*); (4) sulfas de uso tópico (*sulfacetamida*), utilizada no controle de infecções oftálmicas.

Dentre os efeitos colaterais das sulfas, destacam-se: (1) risco de produção de *cristalúria* (menos frequente com as sulfas mais modernas), que pode ser evitada ou minimizada pelo aumento da ingestão hídrica durante o tratamento, ou pela alcalinização da urina; (2) reações de *hipersensibilidade* (urticária, *rash* cutâneo, síndrome de Stevens-Johnson); (3) *anemia hemolítica aguda, agranulocitose e anemia aplástica*; (4) produção de *kernicterus* (depósito de bilirrubina em núcleos

## Tabela 13.1. Estruturas químicas de algumas sulfonamidas e do trimetoprim

SULFANILAMIDA

SULFADIAZINA

SULFAMETOXAZOL

TRIMETOPRIM

cerebrais) quando usada em recém-nascidos, em decorrência de deslocamento da bilirrubina ligada à albumina plasmática.

O número de cepas bacterianas resistentes às sulfonamidas vem crescendo rapidamente. A associação *trimetoprim* + *sulfametoxazol* (*cotrimoxazol*), resultou antimicrobiano de largo espectro e com menor número de casos de resistência bacteriana do que cada um dos agentes quando usados isoladamente. O trimetoprim também interfere com a síntese bacteriana de ácido fólico, mas inibindo a diidrofolatorredutase, enzima que reduz o diidrofolato a tetra-hidrofolato, ou seja, um passo da síntese de ácido fólico diferente do que é inibido pelas sulfonamidas. A farmacologia do trimetoprim e do cotrimoxazol é bastante semelhante à das sulfonamidas. O cotrimoxazol é utilizado no tratamento de infecções gastrintestinais e dos tratos urinário e respiratório.

## BETALACTÂMICOS

Estes antibióticos têm em comum a presença de anel betalactâmico em sua estrutura química e são classificados em *penicilinas, cefalosporinas* e *ácido clavulânico* (Tabela 13.2). Diferentemente das células de mamíferos, a parede das células bacterianas envolve a membrana celular bacteriana, conferindo à bactéria maior resistência às alterações osmóticas do meio externo. Os antibióticos betalactâmicos interagem com transpeptidases importantes para a síntese de peptideoglicanos e, assim, alteram a síntese da parede bacteriana, inviabilizando a vida da bactéria em ambientes osmoticamente adversos.

## Penicilinas

As penicilinas estão disponíveis na forma *natural* (penicilinas G e V) ou *semissintética*. A *penicilina G* (*benzilpenicilina*), isolada do fungo *Penicillium*, foi o primeiro antibiótico a ser

## Capítulo 13 • *Farmacologia dos Antimicrobianos*

### Tabela 13.2. Estruturas químicas de antibióticos betalactâmicos

**PENICILINAS**   **CEFALOSPORINAS**   **ÁCIDO CLAVULÂNICO**

Em *vermelho* estão indicados os pontos de ataque de enzimas produzidos por bactérias resistentes e o anel betalactâmico.

disponibilizado para o tratamento de infecções bacterianas. Existe na forma de sal sódico ou potássico (de curta duração), associada à procaína (de média duração) ou à benzatina (de longa duração). Além de interferir com a síntese da parede bacteriana, as penicilinas se ligam a proteínas ligantes de penicilina (PLP), que existem em todas as bactérias. Um dos mecanismos de resistência aos antibióticos betalactâmicos é a síntese de PLP com baixa afinidade por eles. Outros mecanismos incluem a produção bacteriana de betalactamases: *penicilinase*, que rompe o anel betalactâmico da estrutura do antibiótico; *amidase*, que rompe a ligação da cadeia lateral do anel betalactâmico (Tabela 13.2). Bactérias Gram-positivas têm membrana celular bastante permeável às penicilinas. Já as Gram-negativas apresentam uma membrana lipopolissacarídica que envolve externamente a parede bacteriana e restringe a entrada de penicilinas. Estafilococos (tais como o *S. aureus* e o *S. epidermidis*) produzem penicilinase e são resistentes às penicilinas naturais. Para esses casos estão disponíveis as semissintéticas *isoxazolil-penicilinas* (*cloxacilina, dicloxacilina, meticilina, nafcilina* e *oxacilina*), que são resistentes à penicilinase.

A penicilina G, por ser pouco resistente ao pH gástrico, é utilizada preferencialmente por via parenteral. A penicilina G é amplamente distribuída pelo organismo, mas sua entrada no SNC é normalmente limitada. Entretanto, a passagem pela barreira hematoencefálica é facilitada nos quadros febris ou de meningite. A *penicilina V* é mais resistente ao meio ácido gástrico e pode ser utilizada por via oral. As penicilinas são pouco metabolizadas e são eliminadas principalmente por via urinária.

As *aminopenicilinas* (*ampicilina* e *amoxicilina*), e a carbenecilina são penicilinas semissintéticas de amplo espectro, bem absorvidos por via oral, mas ineficazes contra bactérias produtoras de betalactamase. O espectro antibacteriano de aminopenicilina pode ser ampliado quando a ela se associa o ácido clavulânico (inibidor de betalactamase).

Algumas doenças podem ser tratadas preventivamente com penicilina, como infecções por *S. pyogenes*, febre reumática, sífilis e endocardite bacteriana em portadores de prótese valvular cardíaca. O espectro antibacteriano das diferentes penicilinas está resumido na Tabela 13.3.

Reações de hipersensibilidade e diarreia são efeitos indesejáveis que podem surgir com o uso de penicilinas. Doses elevadas de penicilina G na forma sódica ou potássica podem desencadear quadro de hipo ou hipercalemia, respectivamente. A reação de supersensibilidade pode resultar em discretas erupções na pele ou até em angioedema e anafilaxia. Essas reações são resultantes da produção de anticorpos antipenicilinas que são detectáveis em pacientes que já utilizaram a medicação ou mesmo em indivíduos que supostamente nunca a utilizaram. A diarreia causada pelo uso de penicilinas resulta do efeito bactericida da droga sobre bactérias sensíveis da microflora intestinal. Em indivíduos muito sensíveis, esse efeito pode resultar em quadro de superinfecção.

## Tabela 13.3. Espectro bacteriano das diferentes penicilinas

| GRAM | | BACTÉRIA | PENICILINA G | AMINO-PENICILINAS | CARBENECILINA |
|---|---|---|---|---|---|
| + | Cocos | S. aureus (sem penicilininase) | + | | |
| | | S. pneumoniae | + | | |
| | | S. pyogenes | + | + | |
| | | S. viridans | + | | |
| | | S. pharyngitis | + | | |
| | Bacilos | B. anthracis | | + | |
| | | S. aureus (com penicilininase) | + | | |
| | | C. perfringens | + | + | |
| | | C. diphteriae | + | | |
| | | Listeria monocytogenes | | | |
| − | Cocos | N. gonorhoeae | + | | |
| | | N. meningitides | + | | |
| | Espiroquetas | T. pallidum | + | | |
| | | T. pertenue | + | | |
| | Bacilos | Enterobacter | | | + |
| | | Escherichia coli | | + | + |
| | | H. influenzae | | + | + |
| | | P. mirabilis | | + | + |
| | | P. indol + P. aeruginosa | | | + |
| | | S. typhi | | + | + |

A ocorrência de resistência de bactérias da flora intestinal às penicilinas pode desencadear um processo inflamatório agudo conhecido como *colite pseudomembranosa*.

## Cefalosporinas

Cefalosporinas são antibióticos betalactâmicos sintéticos ou semissintéticos quimicamente bastante semelhantes às penicilinas. As cefalosporinas também inibem a síntese da parede celular bacteriana e, de modo geral, são mais resistentes do que as penicilinas à ação de betalactamases. Os mecanismos de resistência bacteriana às cefalosporinas e penicilinas são também semelhantes. As estruturas químicas de algumas cefalosporinas estão indicadas na Tabela 13.4.

O grupo é empiricamente classificado em cefalosporinas de primeira, segunda, terceira e quarta gerações (Tabela 13.5). As de primeira geração são eficientes contra microrganismos Gram-positivos, mas são pouco eficientes contra os Gram-negativos. A eficiência contra microrganismos Gram-negativos aumenta (e a eficiência contra os Gram-positivos diminui) progressivamente nas gerações mais recentes.

São bem absorvidas por via oral a *cefalexina, cefadroxil, cefradina, cefaclor, loracarbef, cefpodoxima* e a *cefixima*. A administração de *cefalotina* ou da *cefapirina* por via intramuscular é dolorosa, razão pela qual são preferencialmente administradas por via intravenosa. As cefalosporinas

Capítulo 13 • *Farmacologia dos Antimicrobianos*

**129**

## Tabela 13.4. Estruturas químicas de algumas cefalosporinas

CEFALOTINA

CEFALEXINA

CEFACLOR

CEFONICIDA

## Tabela 13.5. Classificação das cefalosporinas

| 1ª geração | Cefadroxil, cefalexina, cefalotina, cefapiridina, cefazolina, cefradina | Estreptococos e *S. aureus* não produtor de penicilinase |
|---|---|---|
| 2ª geração | Cefaclor, cefamandol, cefmetazol, cefonicida, ceforanida, cefotetan, cefoxina, cefuroxima, loracarbef | *Proteus, Klebsiella, Escherichia coli, H. influenzae* |
| 3ª geração | Cefixima, cefoperazona, cefotaxima, cefpodoxima, ceftazidima, ceftizoxima, ceftriaxona | *P. aeruginosa, Serratia, N. gonorrhoeae* |
| 4ª geração | Cefedime | *P. aeruginosa, Serratia, N. gonorrhoeae* |

cruzam a barreira placentária e algumas delas (*cefotaxima, ceftriaxona, ceftizoxima* e *cefepime*) cruzam bem a barreira hematoencefálica, sendo úteis no tratamento de meningites. A excreção das cefalosporinas ocorre preferencialmente por via renal, mas a cefoperazona é excretada na bile. As cefalosporinas também podem produzir colite pseudomembranosa.

## Ácido clavulânico

Trata-se de molécula capaz de se ligar irreversivelmente às betalactamases produzidas por microrganismos Gram-positivos e Gram-negativos. Isoladamente esta molécula exibe fraca atividade antimicrobiana, mas melhora bastante a atividade de antibióticos como a amoxacilina, a ciprofloxacina ou mesmo aminoglicosídicos.

## Antifúngicos

Antifúngicos, ou antimicóticos, são utilizados no tratamento de doenças causadas por fungos e usualmente descritas como *micoses*, e representados pela *anfotericina, nistatina, flucitocina*, e pelos antifúngicos *azólicos*. As micoses podem ser *sistêmicas* (como a histoplasmose, criptococose, coccidioidomicose, blastomicose e paracoccidioidomicose, esporotricose) ou *superficiais* (como a candidíase e as tíneas), requerendo o uso de antifúngicos de uso sistêmico ou tópico, respectivamente, alguns dos quais tem suas estruturas químicas apresentadas na Tabela 13.6.

## Tabela 13.6. Estrutura química de alguns antifúngicos

ANFOTERICINA  FLUCITOSINA  GRISEOFULVINA  NISTATINA  CETOCONAZOL

A anfotericina e a nistatina são antibióticos macrolídeos poliênicos que se ligam ao ergosterol, componente da membrana celular dos fungos equivalente ao colesterol das células de mamíferos. O resultado dessa interação é a formação de poros ou canais por onde o fungo perde íons $K^+$ para o meio extracelular e morre. A nistatina é mal absorvida pela pele e mucosa, sendo seu uso restrito ao controle tópico de infecções orais ou vaginais por *Candida albicans*.

A anfotericina, disponível na forma de anfotericina B, é muito pouco absorvida por via oral mas, apesar disso, é utilizada para o controle de infecções por fungos localizados no trato gastrintestinal. A forma preferencial de administração da anfotericina B é a infusão intravenosa lenta. Durante a infusão é frequente a ocorrência de calafrios, cefaleia e febre, além de tromboflebite decorrente de efeito irritante da droga sobre o endotélio venoso. Ao longo do tratamento aparece quadro de nefrotoxicidade (80% dos casos), com perda importante de íons $K^+$ e $Mg^{2+}$ e anemia. A droga se distribui bem pelos diversos compartimentos, mas penetra muito pouco no liquor e no humor vítreo. Alternativas para reduzir os efeitos colaterais da anfotericina B incluem sua incorporação a lipídeo ou lipossomo, na forma de dispersão coloidal ou sua associação com flucitosina (ver adiante). A anfotericina B é indicada para o tratamento de micoses sistêmicas e de candidíase disseminada.

A flucitosina é droga sintética de uso oral ou intravenoso, em geral administrada em associação com a anfotericina B. Seu mecanismo de ação envolve a formação de 5-fluorouracil, antimetabólito que inibe a síntese de DNA pelo fungo. Os efeitos colaterais desta droga são raros e em geral de baixa intensidade.

A griseofulvina é um fungistático extraído do *Penicillium griseofulvum* e indicada por via oral para o tratamento sistêmico de dermatofitoses. Esta droga rompe o fuso mitótico, inibindo a divisão do fungo. Após ser distribuída pelo organismo, a griseofulvina se liga à queratina, o que lhe confere rápido efeito antimicótico em cabelos e unhas. O uso da griseofulvina é acompanhado de diversos, porém pouco frequentes, efeitos colaterais, sendo cefaleia e distúrbios gastrintestinais os mais comuns.

Os antifúngicos azólicos inibem enzima do complexo citocromo P450 (particularmente a C14-desmetilase) das mitocôndrias dos fungos, o que impede a síntese de ergosterol indispensável à função da membrana celular. Os antifúngicos azólicos são representados pelo *cetoconazol, fluconazol* e *itraconazol* (de uso sistêmico) e *terconazol, butoconazol, clotrimazol, econazol, miconazol, oxiconazol* e *sulconazol* (de uso tópico). Os azólicos de uso sistêmico são ativos por via oral no tratamento da blastomicose, coccidioidomicose, histoplasmose e candidíase.

O fluconazol pode ser administrado também por via intravenosa. O cetoconazol não atravessa a barreira hematoencefálica e pode produzir efeitos gastrintestinais indesejáveis ou ser hepatotóxico. O fluconazol e o itraconazol atravessam a barreira hematoencefálica e tem efeitos indesejáveis discretos e pouco frequentes. A absorção destes agentes por via oral é prejudicada quando administrados logo após as refeições ou seu uso simultâneo com drogas que reduzem a produção de ácido no estômago. Há uma longa lista de medicamentos que têm sua concentração plasmática aumentada quando usados juntamente com antifúngicos azólicos sistêmicos, como, por exemplo, estatinas, diazepínicos, antagonistas de canais de cálcio, digoxina, fenitoína e warfarina. Os demais antifúngicos azólicos têm mecanismo e espectro semelhantes aos dos azólicos sistêmicos, mas são usados topicamente para o tratamento de micoses superficiais.

No tratamento de dermatomicoses, particularmente da *tinea pedis*, pode ser utilizado o *ácido undecilênico* (na forma de talco, creme, sabonete ou líquido). No tratamento da *tinea capitis* é utilizada a associação de ácido salicílico (descamante) com *ácido benzoico* (fungistático).

## INIBIDORES DA SÍNTESE DE PROTEÍNAS

Diversos grupos de antibióticos exercem ação antimicrobiana interferindo com a síntese de proteínas pela bactéria. Há antibióticos que se ligam à subunidade 30S (tetraciclinas e aminoglicosídeos) ou 50S (macrolídeos, cloranfenicol, lincosamidas e oxazolidinona) do ribossomo bacteriano, inibindo o alongamento da cadeia de proteínas.

### Tetraciclinas

Tetraciclinas são bacteriostáticos ativos contra bactérias Gram-positivas e Gram-negativas, opção no tratamento de brucelose, cólera, doença de Lyme, peste e de infecções por clamídia, micoplasma ou rickéttsia. Pertencem a este grupo a *tetraciclina, clortetraciclina, oxitetraciclina, demeclociclina, metaciclina, minociclina* e *doxiciclina* (Tabela 13.7). Estes antibióticos são administrados por via oral ou parenteral. Quando usados por via oral, têm a absorção reduzida na presença de alimentos ricos em cálcio, ferro, alumínio ou magnésio. As tetraciclinas são quelantes de íons metálicos, particularmente de cálcio e magnésio. Tendem, pois, a se depositar em dentes e ossos. Deve ser evitada a administração de tetraciclinas em gestantes durante a formação do germe dental do feto, pois há risco de ocorrência de dentes hipoplásicos ou manchados. O efeito indesejável mais frequente destes antibióticos se restringe a distúrbios gastrintestinais. A minociclina, em particular, pode provocar tonturas e náuseas. A resistência de bactérias às tetraciclinas é transmitida por plasmídeos.

### Cloranfenicol

O cloranfenicol é um bacteriostático ativo contra bactérias Gram-positivas e Gram-negativas e opção no tratamento de infecções por rickéttsia, mas exibe efeito bactericida contra *Haemophylus influenzae* (Tabela 13.7). O cloranfenicol pode ser administrado por via oral ou parenteral. Embora raro, o uso crônico de cloranfenicol pode produzir depressão da medula óssea. O uso em recém-nascidos pode produzir a síndrome do bebê cinzento. A resistência de bactérias ao cloranfenicol também é transmitida por plasmídeos.

## Macrolídeos

Macrolídeos são bacteriostáticos ativos contra bactérias Gram-positivas e opção no tratamento de infecções por *Campylobacter*, *Legionella* e *Mycoplasma*. Pertencem a este grupo a *eritromicina* (Tabela 13.7), a *claritromicina* e a *azitromicina*. São utilizados por via oral. A claritromicina isoladamente é opção para o tratamento de infeccções por *H. influenzae*, podendo ser utilizada em associação com inibidor de bomba de próton no controle de infecção gástrica por *H. pylori*. Competem com o cloranfenicol e com as lincosamidas, pois se ligam ao mesmo sítio do ribossomo bacteriano. Bactérias adquirem resistência aos macrolídeos utilizando o mecanismo ativo de retirar a droga para fora da bactéria, proteger o sítio de ligação no ribossomo ou produzir enzimas que degradam o antibiótico.

## Lincosamidas

Lincosamidas são bacteriostáticos ativos contra bactérias anaeróbicas Gram-negativas e opção para o tratamento de infecções por bacteróides ou infecções ósseas ou articular causada por *S. aureus*. São representadas pela *clindamicina* (Tabela 13.7) e a *lincomicina* para uso oral ou parenteral.

### Tabela 13.7. Estrutura química de antibióticos inibidores da síntese de proteínas

Capítulo 13 • *Farmacologia dos Antimicrobianos* **133**

A clindamicina assemelha-se à eritromicina quanto aos mecanismos de ação e de resistência bacteriana, ou seja, inibe a formação do ribossomo 50S. É eficaz no controle de infecções por *S. pyogenes, S. viridans* e algumas cepas de *S. aureus, B. fragilis* e *C. perfringens*. Em alguns pacientes, o uso de clindamicina desenvolve colite pseumembranosa que pode ser fatal e é provocada por toxina elaborada por *C. difficile*, bactéria resistente ao antibiótico. O uso de metronidazol, juntamente com a retirada da clindamicina, é a alternativa para o tratamento desses casos. A droga é bem absorvida por via oral, distribui-se por vários tecidos, inclusive ossos, mas penetra muito pouco no sistema nervoso central. A clindamicina é metabolizada no fígado, sendo eliminada pela urina e fezes.

A lincomicina é um antibiótico extraído do fungo *Streptomyces lincolnensis* que atua como bactericida ligando-se ao ribossomo 50S. A lincomicina é indicada para o controle de infecções por estafilococos e estreptococos.

## Aminoglicosídicos

Aminoglicosídicos são antibióticos bactericidas ativos contra bactérias aeróbicas Gram-negativas (*Brucella abortus, Klebsiella, Enterobacter aerogenes, Pseudomonas aeruginosa, Yersinia pestis*) e alguns microrganismos Gram-positivos (*Streptococcus viridans, Streptococcus faecalis, Staphylococcus aureus, Staphylococcus epidermidis, M. tuberculosis, N. gonorrhoea*). São praticamente inativos em meio anaeróbico. Fazem parte deste grupo a estreptomicina, canamicina, gentamicina (Tabela 13.8), neomicina, amicacina, tobramicina e netilmicina. No mecanismo de ação destes antibióticos está prevista a difusão da droga para o espaço periplasmático e, em seguida, sua passagem à custa de transporte ativo em direção ao citoplasma da bactéria. Esse mecanismo ativo é limitado em meios ácidos e pobres em oxigênio (como acontece nos abscessos), e em meios ricos em íons $Ca^{2+}$ ou $Mg^{2+}$ ou de alta osmolaridade. Diferentemente dos demais antibióticos que interrompem a reprodução celular bacteriana, os aminoglicosídicos induzem a produção de proteínas bacterianas aberrantes que resultam em morte da bactéria. São utilizados por via intramuscular ou intravenosa, têm baixa penetração no líquido cefalorraquidiano e humores oculares e são

---

**Tabela 13.8. Estrutura química de alguns antibióticos aminoglicosídicos**

eliminados pelo rim. Os aminoglicosídicos são nefro e ototóxicos quando usados cronicamente, podendo afetar o sistema vestibular (produzindo distúrbios de equilíbrio) e/ou a cóclea (produzindo surdez). O efeito ototóxico dos aminoglicosídicos é potenciado por diuréticos como a furosemida e o ácido etacrínico. Em doses elevadas por via parenteral, podem produzir bloqueio neuromuscular resultante de inibição reversível de canais de cálcio voltagem-dependentes. Neste caso, o bloqueio pode ser: (1) potencializado por outros bloqueadores de canais de cálcio ou depressão respiratória prévia, e (2) antagonizado pela administração intravenosa de sal de cálcio. A resistência bacteriana ocorre pela transferência de DNA como plasmídeo resultando bactérias capazes de produzir enzimas que quebram diferentes porções da molécula do antibiótico.

A espectinomicina é antibiótico derivado aminoglicosídico indicado para tratamento da uretrite gonocócica e da cervicite gonocócica que atua como inibidor da síntese de proteínas da parede bacteriana ligando-se ao ribossomo 30S.

## Oxazolidinonas

Esta classe de antibióticos é representada pela linezolida (Tabela 13.9), antibiótico ativo contra microrganismos Gram-positivos, mas pouco eficientes contra os Gram-negativos. Pode ser bactericida (p. ex., contra estafilococos e enterococos) ou bacteriostático (p. ex., contra estreptococos). A linezolida impede o início da síntese proteica porque inibe a formação do complexo 70S do ribossomo, o que resulta de ligação do antibiótico à subunidade 50S. A linezolida pode ser utilizado por via oral ou intravenosa. A linezolida sofre metabolização hepática, sendo eliminado em sua maior parte por via urinária.

## DROGAS QUE ALTERAM O METABOLISMO DE ÁCIDOS NUCLEICOS DO MICRORGANISMO

### Rifamicinas

As rifamicinas (rifamicina B, rifocina M, rifamicina SV, rifampicina) inibem a RNA polimerase. Assim, impedem a formação da cadeia de RNA, inibindo o crescimento de bactérias. A rifamicina associada à isoniazida é útil no tratamento da tuberculose. A rifamicina SV tem uso tópico no tratamento ou profilaxia de infecções da pele e mucosas (Tabela 13.10).

### Quinolonas

As quinolonas (ciprofloxacina, levofloxacina, norfloxacina, ácido nalidíxico) são bactericidas de amplo espectro indicadas para o tratamento de infecções do trato urinário, particularmente da uretrite gonocócica, e do antrax e da osteomielite (Tabela 13.10). Atuam sobre a bactéria

---

**Tabela 13.9. Estrutura química da linezolida**

## Tabela 13.10. Estrutura química de rifamicina e quinolonas

RIFAMICINA B

CIPROFLOXACINA

NORFLOXACINA

inibindo a atividade da DNA girase, responsável por tornar a molécula do DNA biologicamente ativa. A concentração das quinolonas no tecido prostático normalmente supera sua concentração sérica, o que as indica para o tratamento da prostatite bacteriana.

## Bibliografia

Andrade ED. Terapêutica Medicamentosa em Odontologia. São Paulo: Artes Médicas, 1999.

Gómez-Moreno G, Guardia J, Cutando A, Calvo-Guirado JL. Pharmacological interactions of anti-microbial agents in odontology. Med Oral Patol Oral Cir Bucal 2009 Mar 1;14(3):E123-8.

Gutiérrez JL, Bagán JV, Bascones A, Llamas R, Llena J, Morales A, Noguerol B, Planells P, Prieto J, Salmerón JI. Consensus document on the use of antibiotic prophylaxis in dental surgery and procedures. Med Oral Patol Oral Cir Bucal 2006 Mar 1;11(2):E188-205.

Herrera D, Alonso B, León R, Roldán S, Sanz M. Antimicrobial therapy in periodontitis: the use of systemic antimicrobials against the subgingival biofilm. J Clin Periodontol 2008 Sep;35(8 Suppl):45-66.

Petri, WA. Antimicrobial agents: sulfonamides, trimethropim-sulfamethoxazaol, Quinolones, and agents for urinary tract infections. In: Hardman JG, Limbird LE, Gilman AG (eds.). Goodman and Gilman's The Pharmacological Basis of Therapeutics. The McGraw-Hill Companies 2001; pp. 1171-1188.

Petri, WA. Antimicrobial agents: penicillins, cephalosporins, and other β-lactam antibiotics. In: Hardman JG, Limbird LE, Gilman AG (eds.). Goodman and Gilman's The Pharmacological Basis of Therapeutics. The McGraw-Hill Companies 2001; pp. 1189-1218.

Chambers HF. Antimicrobial agents: the aminoglycosides. In: Hardman JG, Limbird LE, Gilman AG (eds.). Goodman and Gilman's The Pharmacological Basis of Therapeutics. The McGraw-Hill Companies 2001; pp. 1219-1238.

Chambers HF. Antimicrobial agents: protein synthesis inhibitors and miscellaneous antibacterial agents. In: Hardman JG, Limbird LE, Gilman AG (eds.). Goodman and Gilman's The Pharmacological Basis of Therapeutics. The McGraw-Hill Companies 2001; pp. 1239-1272.

Yagila J, Neidle E. Farmacologia e Terrapêutica para Dentistas. Rio de Janeiro: Guanabara Koogan, 2000.

# Índice

## A

Agentes de ação pré-sináptica que inibem a transmissão colinérgica, 61

Alterações

da sensibilidade do nociceptor promovidas por substâncias liberadas em resposta a estímulo lesivo de tecido periférico, 117

do nível plasmático de uma droga após administração de dose única por via intravenosa, 17

do potencial de membrana

de axônio em resposta a estímulo aplicado no tempo 0, 32

de diferentes efetores produzidas pela estimulação de nervos colinérgicos, 53

Anestésicos

gerais, 93

classificação e mecanismo de ação, 93

anestésicos gerais

de uso parenteral, 93

inalatórios, 95

locais, 37

Antagonismo do tipo não competitivo em gráfico log dose-efeito e pelo método das recíprocas, 27

Antagonistas adrenérgicos, 82

Ativação de receptores colinérgicos muscarínicos do subtipo $M_2$, 52

## C

Características do bloqueio neuromuscular induzido

por curarizantes, 66

por despolarização persistente, 68

Classificação das cefalosporinas, 129

Controle da neurotransmissão adrenérgica, 75

## D

Drogas

de ação pós-sináptica que estimulam a transmissão adrenérgica, receptores envolvidos e uso clínico, 78

de ação pré-sináptica que interferem com a neurotransmissão adrenérgica, 77

## E

Efeitos da estimulação do sistema nervoso autônomo, 45

Espectro bacteriano das diferentes penicilinas, 128

Esquema

da estrutura de um dos centros ativos da acetilcolinesterase, 49

de receptor

farmacológico acoplado à proteína G, 4

nicotínico visto antes e depois da ligação da acetilcolina com seu receptor, 53

de um neurônio aferente primário, 114

do receptor $GABA_A$ mostrando sítio de ligação de benzodiazepínico, 100

Estímulo à transmissão colinérgica, agentes

de ação pós-sináptica, 51

de ação pré-sináptica, 50

Estrutura(s)

do canal de sódio, 38

química(s)

da linezolida, 134

de AINEs, 109

de anestésicos
   gerais, 94
   locais, 38
de antagonistas de receptores $H_1$, 105
de antibióticos
   aminoglicosídicos, 133
   betalactâmicos, 127
   inibidores da síntese de proteínas, 132
de anticolinesterásicos reversíveis, 56
de antifúngicos, 130
de antimuscarínicos, 62
de barbituratos, 98
de benzodiazepínicos, 99
de cefalosporinas, 129
de colinomiméticos, 54
de curarizantes, 66
de despolarizantes persistentes, 67
de ganglioplégicos, 64
de opioides, 119
de rifamicina e quinolonas, 135
de sulfonamidas e do trimetoprim, 126
do acetaminofeno e da dipirona, 109
dos organofosforados, 58

## F

Farmacodinâmica, 21
  efeitos combinados de drogas, 24
    antagonismo
      competitivo, 24
      irreversível, 27
      misto, 27
      não competitivo, 26
    relação dose-efeito, 21
Farmacologia da dor, 113
  nocicepção, 113
    mediadores, 116
      na medula espinal, 117
      na periferia, 116
    vias, 113
      de controle, 115
  opioides, 118
    analgésicos, 120
    antagonistas, 122
    endógenos, 118
    metabolismo, 122
  receptores, 118

Farmacologia da transmissão adrenérgica, 71
  antagonistas
    $\alpha$ adrenérgicos, 83
    $\beta$ adrenérgicos, 83
  catecolaminas
    destino, 73
    interação com receptores, 73
    liberação, 72
    síntese, 71
  transmissão adrenérgica
    bloqueadores pós-sinápticos, 81
    controle pré-sináptico, 74
    estimulantes
      pós-sinápticos, 77
      pré-sinápticos, 76
    inibidores pré-sinápticos, 76
Farmacologia da transmissão colinérgica, 43
  bloqueadores da transmissão colinérgica, 60
    que atuam sobre o
      receptor colinérgico, 61
        bloqueadores
          adespolarizantes
            da junção neuromuscular (curarizantes ou estabilizadores de membrana), 64
            de sinapses nicotínicas ganglionares, 64
            de sinapses muscarínicas (atropínicos, parassimpatolíticos ou anticolinérgicos), 61
            por despolarização persistente, 67
      terminal nervoso, 60
  estimulantes da transmissão colinérgica, 50
    anticolinesterásicos, 55
    que atuam
      sobre o terminal nervoso, 50
      via receptores colinérgicos, 51
  morfofisiologia do SNA, 43
  neurotransmissão colinérgica, 46
    acetilcolina, 46
      armazenamento, 46
      interação com receptor, 48
      liberação, 47

metabolismo, 48
síntese, 46
neurotransmissão no SNA, 44
Farmacologia dos anti-inflamatórios, 103
anti-inflamatórios, 107
AINEs, 108
glicocorticoides, 107
inibidor da síntese de leucotrienos
e antagonistas de receptores de
leucotrienos, 110
outros anti-inflamatórios, 111
autacoides, 103
bradicinina, 105
citocinas, 107
eicosanoides, 106
leucotrienos, 107
prostaglandinas e tromboxanes, 106
histamina, 103
PAF, 107
efeito antitérmico dos AINEs, 111
Farmacologia dos antimicrobianos, 123
betalactâmicos, 126
ácido clavulânico, 129
antifúngicos, 129
cefalosporinas, 128
penicilinas, 126
classificação, 123
drogas que alteram o metabolismo de
ácidos nucleicos do microrganismo,
134
quinolonas, 134
rifamicinas, 134
inibidores da síntese de proteínas, 131
aminoglicosídicos, 133
cloranfenicol, 131
lincosamidas, 132
macrolídeos, 132
oxazolidinonas, 134
tetraciclinas, 131
sulfonamidas, 125
uso clínico de antibióticos, 124
Formas de sinalização entre células, 30

## G

Gradientes elétrico e químico para íons em
células excitáveis, 31

## I

Interação entre colinesterase e
diisopropilfluorofosfato, 58
edrofônio, 57
neostigmina, 57

## M

Mecanismo(s)
da reativação pela pralidoxima
da colinesterase inibida pelo
diisopropilfluorofosfato, 59
de ancoragem e liberação da vesícula
sináptica em terminal nervoso
colinérgico, 47
de controle da concentração axoplasmática
de cálcio em terminal nervoso
colinérgico, 48
de hidrólise de molécula de acetilcolina
pela acetilcolinesterase, 49
descendente do controle espinal da
nocicepção, 115
do bloqueio por anestésico local da
abertura de canal de sódio, 39
Metabolismo da noradrenalina e da
adrenalina, 74
Modelo
de ativação da adenilatociclase, 5
monocompartimental de distribuição de
drogas, 16

## N

Neurotransmissão no sistema nervoso
central, 85
ácido γ-aminobutírico, 88
dopamina, 89
glicina, 90
glutamato, 87
serotonina, 86
vias centrais, 91
Neurotransmissão no sistema
nervoso simpático e parassimpático,
45
Noções básicas de farmacocinética, 9
drogas
distribuição, 14

excreção, 15
metabolismo, 14
farmacocinética, 16
variabilidade do efeito de drogas, 19
farmacogenética, 20
fatores
etários, 19
patológicos, 20
gestação, 20
vias de administração e absorção de drogas, 9
intra-arterial, 13
intramuscular, 12
intravenosa, 12
oral, 11
outras, 13
retal, 12
subcutânea, 12
sublingual, 11
uso tópico de drogas, 13

## O

Opioides de uso clínico no Brasil, 121

## P

Predominância do tono autonômico e consequentes efeitos dos ganglioplégicos, 65
Principais
neurotransmissores de baixo peso molecular, 34-35
vias do SNC envolvendo mediadores clássicos, 91
Princípios gerais da ação de drogas, 1
classificação de receptores, 3
acoplados
a canais iônicos, 3
à proteína G, 3
a proteinaquinase, 5
canais iônicos, 8
operados
por ligantes, 8
por voltagem, 8
intracelulares, 5
segundos mensageiros, 6

ácido araquidônico, 6
AMP cíclico, 6
fosfatidilinositol, 6
GMP cíclico, 6
íons cálcio, 7
conceitos gerais, 1

## R

Relação
entre a concentração plasmática de uma droga e a duração do seu efeito farmacológico, 19
estrutura × atividade de aminas simpatomiméticas, 80
Respostas de órgãos efetores à estimulação por agonistas adrenérgicos, 79

## S

Sedativo-hipnóticos e ansiolíticos, 97
barbituratos, 97
benzodiazepínicos, 98
outros ansiolíticos, 100
Sinalização celular, 29
principais neurotransmisores, 33
sinalização entre células excitáveis, 29
geração e condução de um impulso elétrico, 29
sinalização por neurotransmissores, 32
Síntese
de 5-hidroxitriptamina (5-HT) em terminal nervoso serotoninérgico, 86
de eicosanoides, 106
de glutamato em terminal nervoso glutamatérgico, 88
de histamina, 104
de noradrenalina em varicosidades simpáticas ou terminais nervosos noradrenérgicos e de adrenalina em célula da medular adrenal ou terminal nervoso adrenérgico, 72
e armazenamento de acetilcolina, 46
e metabolismo do GABA em terminal nervoso gabaérgico, 89
síntese, liberação e ativação de receptores pela dopamina, 90

## U

Usos
  clínicos
    dos acetilcolinomiméticos, 55
  terapêuticos
    de antimuscarínicos, 63
    dos anticolinesterásicos, 60

## V

Variações da concentração plasmática de uma droga administrada repetidas vezes por via intravenosa ou por via oral, 18
Via sinalizada por inositol trifosfato ($IP_3$) ligada a receptor acoplado à proteína G e ciclo do $IP_3$, 7